AQUARIUS

AQUARIUS

AQUARIUS

AQUARIUS

Vision

一些人物，
一些視野，
一些觀點，
與一個全新的遠景！

微笑憂鬱

社群時代，
日益加劇的慢性心理中毒

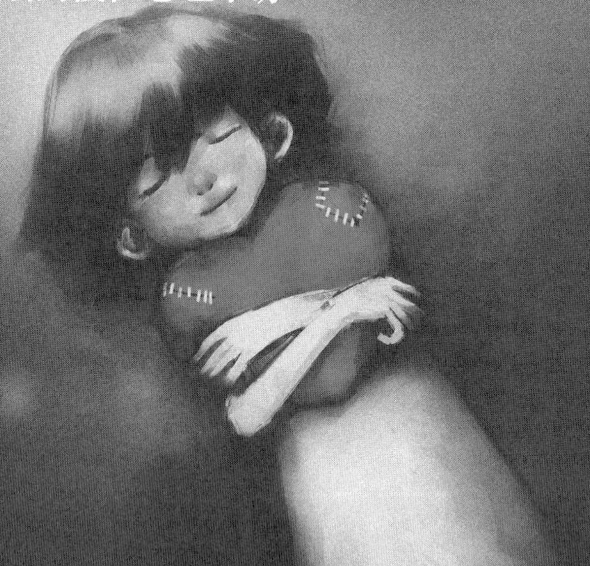

洪培芸 臨床心理師

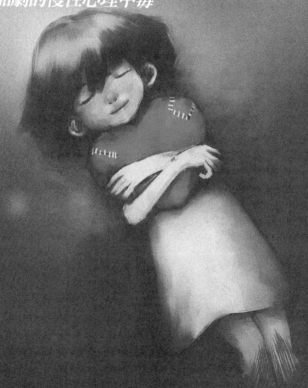

關於微笑憂鬱的6個問題

Q：什麼是微笑憂鬱？

英國劍橋大學（University of Cambridge）學者拉姆絲（Olivia Remes）指出，微笑憂鬱症（Smiling Depression）指的是**「有憂鬱問題，但卻成功將問題隱藏」**的人。這樣的人表面看來很快樂，實則內心非常憂鬱。

那麼，微笑憂鬱跟你我有什麼關係呢？

因為我們都活在一個「慢性中毒」的時代。對於自己的心理健康及情緒狀態缺乏認識，了解不足，更重要的是，我們都被社群軟體綁架了！不只重度成癮，而且還戒除不了。

我們的喜怒哀樂，被別人的留言及訊息、多少個讚牽著鼻子走。它牽動我們的所有情緒，左右了我們的訊息接收、思考、決策及判斷，更影響了我們全面性的人際關係及生活。

最明顯的例證之一是Facebook在二〇一九年底，已經計劃將按讚數隱藏，而Instagram（IG）則是已經實行。兩大社群媒體的改版再次證實了，**現代人因為網路使用，而帶來益發嚴重的心理問題，無論是焦慮或憂鬱**。因為但凡是人，都有比較心理。「比上不足，比下有餘」這句話都是說給別人聽，自己根本做不到；表面上帶著微笑，私底下則是繼續比較，然後益發痛苦及憂鬱。

所以，每個人都很有可能是微笑憂鬱的一分子。

Q：微笑憂鬱跟憂鬱症有什麼差別？

我想，很多人都聽過憂鬱症（Depression），甚至對於這個診斷朗朗上口，無須多想就能指出身邊哪些親友，曾經或正在受憂鬱症所苦。那麼微笑憂鬱呢？

微笑憂鬱是一種非典型的憂鬱「表現」形式，在此強調的是「表現」，因為它和我們過去對於憂鬱症的理解很不同。哪裡不同呢？他們並沒有滿面愁容、聲淚俱下、無精打采，表現出萬念俱灰、讓你清清楚楚、明明白白地知道他們有著想死的念頭，不再想要活下去。反而他們所表現出來的，卻是開心愉悅，甚至是幽默討喜。微笑憂鬱的人身處在團體中，甚至**常被當成開心果，也很喜歡逗朋友開心。然而當他們獨處時，卻深陷悲傷、痛苦及絕望感，這正是旁人所看不到、無法觸及的真實面**。也因此，微笑憂鬱難以被及早發現、介入、提供協助及治療，有著高度風險。

精神疾病診斷準則手冊第五版（DSM-V）中，憂鬱症的診斷標準包括持續性的情緒低落、對所有活動失去興趣、喪失愉悅感、活動減少、體重明顯增加或減輕、失眠或睡眠過多、幾乎每天都感到疲倦或精力不足、反覆想到死亡等。悲觀、傷心、難過、痛苦、社會功能喪失及想死，才符合多數人所以為（想像中）的憂鬱症。然而，每個人都是獨一無二的個體，也就是，並非所有人的憂鬱表現都會相同。

微笑憂鬱的人，也有許多如同前述的憂鬱表現，但那多半只在私底下，也就是無人知曉，或者極少數特別信任的親友面前才會顯現出來。多數時間的他們戴著微笑的面具，面具底下卻是無人理解的痛苦及憂鬱。

所以，當微笑憂鬱的人突然以自殺結束生命時，身邊的親友往往會相當震驚、無法相信。他們不是都好端端的嗎？前幾天才通過電話，昨晚才一起吃過飯，歡笑聲中還說著下半年要去哪裡旅行，但卻在轉眼瞬間，他使用了決斷的方式，讓自己的生命驟然消逝。

Q：微笑憂鬱的徵兆與症狀？

徵兆與症狀很難辨識，因為憂鬱的情緒及相關症狀都藏得很深。不說出自己失眠，誰會知道他們徹夜無眠？總是擦乾淚水，誰知道他們內在傷心痛苦，出門前其實淚流滿面？

微笑憂鬱的人知道社會期待的，旁人想要的是什麼，所以總是戴著「我很好」、「我沒事」的微笑面具。但是雞蛋再密也有縫，演戲演久也是會累的，多少還是會有些蛛絲馬跡及端倪，可以讓我們辨識。例如他們流露出對於社會角色、自我期待的疲倦、無力、灰心及無望感等。

這時候，旁人能不能觀察、偵測及覺察到，就要看我們的修為及功力了。

憂鬱情緒不會因為壓抑、否認及掩飾就能憑空消失，情緒一定要有出口。甚至，愈是表現得樂觀開朗的人，**愈是呈現正向堅強的人，更可能是用這些陽光的一面，覆蓋住內心的幽暗及陰影：憂鬱、煩躁、自責、無能、疲倦、悲傷、焦慮、不安、恐慌及絕望**。也在此時，憂鬱相關的負面情緒持續累積，益發茁壯，豎立起更加堅固，名為心理防衛機制的高牆，讓旁人無從發現及提供幫助。

Q：哪些族群容易有微笑憂鬱？

人人有機會，個個沒把握。是的，每一個人。因為所有性格特質及傾向，每個人都會有，只是程度的差異，還有當我們來到生命的不同階段，就會承接不同的社會期待及相關的角色壓力；潛在的性格特質及傾向在面臨考驗時，才會呈現出來，或者變得顯著。這就像「巴南效應」（Barnum Effect）所說的，人們對於用來描述自己性格的形容詞，總是給予相當準確的評價，然而這些描述十分模糊而且普遍，以至於能放諸四海皆準，適用於所有人身上。

簡言之，性格特質不是全有全無的分類，微笑憂鬱也不是特定族群的專屬。這也很像我們常聽到的一個名詞：抗壓性。能抗壓？不能抗壓？抗壓性是高是低，那是蓋棺才能論定的。每一個人都會因著不同事件、不同角色，還有隨著生命進展、學習及成長而提升的成熟度，進而表現出不同的抗壓性，它不是全有全無分類，而是相對的。

我在這本書中，從兩大層面來探討，容易受到微笑憂鬱所苦的人。一部分是從社會環境及多重角色壓力，包含了三明治世代、資優生、偽單親、假面夫妻、名人、網紅、新女性、同志愛侶及家庭照顧者等來切入；另一部分則是從心理狀態，包含了知覺扭曲、評價焦慮、心理防衛機制、限制性信念、高敏感及共感特質等來說明。

Q：如果發現自己有微笑憂鬱，該怎麼做？

・檢視憂鬱的根源

憂鬱其來有自，我們不是生來就憂鬱。那麼就要面對自己，檢視自己，探索自己內心深處引發憂鬱的可能原因。哪些不切實際的社會期待、不合理的自我要求、限制性的信念需要調整，甚至放下？這是屬於自己一生的功課。

・找信任的親友初步揭露

我們不是一座孤島，把內心的層層顧慮及所有感受，透露給能夠信任的家人及朋友，讓他們知道我們內心的掙扎、痛苦及需求。也許不太容易，我們活到這把年紀，多少也有被出賣過的經驗。樹大必有枯枝？但人多必有知音。交付信任，嘗試相信，一定有能夠信任的朋友在等你，關心著你。

・尋找專業協助

現在有愈來愈多人投入心理專業領域，無論是精神科醫師、臨床心理師或諮商心理師都可以陪伴你，幫助你一同找到解開微笑憂鬱的鑰匙。同時，心理治療都有專業倫理及保密原則，你不用擔心你的隱私及故事人盡皆知。

Q：若身邊的人有微笑憂鬱，該如何協助？

．陪伴是建立關係的基礎，也是開始

為什麼陪伴很重要？因為高品質的陪伴，並不容易做到。愈來愈多人在陪伴時，一邊滑手機，同時三心二意。此外，建立關係相當重要，因為關係好，能夠穩固，後面說的話才能聽得進去。

每個人都希望立竿見影，成效愈快愈好，但是我們也都聽過「呷緊弄破碗」這句諺語，協助身邊的人走出憂傷及困境，一直以來都是急不得，快不來。為什麼呢？因為微笑憂鬱的人也都很敏感。當我們愈是心急，也會增加他們的壓力，讓他們以為，我們認為他們是麻煩及負擔。

．不要勉強他們，那只會讓微笑憂鬱的人愈離愈遠，更加封閉自己的感受及內心

你只要讓他們知道，深深地感受到，當他 們願意講的時候，你會在，而且一定在。

這段時間就是對於彼此的考驗及測試。測試你值不值得信任，考驗你的智慧與耐心。**甚至，想要幫助人的你也需要「被幫助」或主動尋求幫助**，才能讓欲助人的你不會太快放棄，能夠等到適合伸出援手，提供幫助的時機。

．充分的信任及安全感，才能帶來後續的前進

不要評價及妄自批判，我們時常在不知不覺中，對別人的想法及行為貼標籤，下判斷。充分尊重對方的故事、經驗及感受，你就像是一個安靜的樹洞，他能放心地傾倒及揭露，長年下來不足為外人道的痛苦、折磨、難堪及壓力。當彼此關係具有充分的信任及安全感時，你的想法，他才能聽得進去；或者當你進一步建議他尋求專業協助時，他也相對能接受，而不是認為自己被當成神經病，徒增無謂的抗拒。

目錄

輯二　那些毫無預警就殞落的生命

目錄

輯三 給自己悲傷的權利

目錄

輯一

笑，是為了掩飾疼痛

毫無預警就殞落的生命

▼▼愈來愈多，不容輕忽的「微笑憂鬱」

許多人心目中的喜劇泰斗，主演過無數經典電影，《春風化雨》、《野蠻遊戲》、《心靈捕手》，甚至得獎無數的羅賓．威廉斯（Robin Williams），你還記得嗎？或是主演《王牌天神》、《楚門的世界》的金．凱瑞（Jim Carrey），他的眼神及招牌誇張表情讓人印象深刻。還有童星出身，笑容甜美，常在愛情喜劇電影現身的茱爾．芭莉摩（Drew Barrymore）——他們，都曾受憂鬱症所苦。

即使陽光，也有陰影

牛津大學曾做過一項研究，喜劇演員更容易罹患憂鬱症。

雖然羅賓・威廉斯的遺孀在事後曾出面澄清，憂鬱症並非最主要的原因，真正造成羅賓威廉斯選擇先割腕，然後上吊自殺的關鍵，是路易氏體失智症（退化性失智症的其中一種類型），因為他承受不了自己功能的逐漸退化，變得敗壞。但確實有愈來愈多人，都是笑著流淚。只是他們的眼淚，面對面的人都看不見。

他們就像戴著一張微笑的面具，內心深處卻是無邊無際的痛苦。無人可懂的憂鬱，長期擱淺。

把鏡頭拉到亞洲，南韓也不時傳來許多明星突然自殺的消息。螢光幕前載歌載舞，魅力四射，前幾天才看到他的IG最新照片，或者是粉絲團發文，盡是事業的成功，滿滿的笑意，還有無數粉絲的愛戴及掌聲，卻不出幾天，就傳來天人永隔，令人抱憾、無限唏噓又扼腕的消息。

在日本，創作了《戀人啊》、《沉睡的森林》、《冰的世界》的知名劇作家，屢屢抱回文學獎的野澤尚，也在多年前上吊自盡。

那麼，在華人世界呢？我們永遠都記得《霸王別姬》裡的張國榮，他也是多年前選擇從高樓一躍而下，結束了自己輝煌燦爛、許多人無法想像的一生。還有總是給人活力陽光的印象，後來勇敢面對鏡頭，流著淚告訴大家，自己曾罹患過憂鬱症的知名外景主持人，代表作是《瘋台灣》的Janet（謝怡芬），也曾經與憂鬱症拚搏。

他們共同的特徵，除了是名人之外，更鮮明的特徵是陽光、正向甚至是幽默。可是他們卻也經驗過、罹患了讓人直覺反差極大的憂鬱症。甚至有些人，選擇以自殺做為結束生命的方式，讓人心酸、不捨卻又格外諷刺，最後則是掩面嘆息。

不僅是影視演藝圈、文學界或者政壇，其實在我們的日常生活圈，還有生命經驗裡，也有些人悄悄地殞落了。只是我們都是在事後才發現，原來幾年前在同學會相逢的他，臉上的微笑不是發自內心，而是佯裝勇敢及堅強的面具；幾天前在電話裡話家常的她，電話裡傳來的笑聲，也只是社會所期待的，是她稱職演出的表裡不一反應。

關於微笑憂鬱

英國劍橋大學（University of Cambridge）學者拉姆絲（Olivia Remes）指出，微笑憂鬱症（Smiling Depression）指的是「**有憂鬱問題，但卻成功將問題隱藏的人**」。這樣的人，表面看起來很快樂，內心其實非常憂鬱。

・憂鬱問題

從憂鬱情緒到憂鬱症，是一個連續向度的光譜，也會在兩極之間持續不斷地變動。情緒會因著每一天的生活事件，或大或小的外在刺激，讓人措手不及的緊急狀況，長期累積的重重壓力，來自社會、家庭環境或個人擁有的內在信念、性格及行為反應模式，而交錯影響及變化著。因此，關於情緒的覺察不能輕忽，而憂鬱問題更是不容小覷。

・成功將問題隱藏

這讓我想到，微笑憂鬱的族群往往能力也相當優異。

換言之，他們可能是該領域中的佼佼者、領頭羊，在他人的眼裡就是成功、傑出及優秀的代名詞，簡言之，就是「人生勝利組」。同時，對旁人而言，他們可能都沒有「客觀的憂鬱理由」。也就是，有工作、有車、有房、有伴侶、有父母、有兒有女……什麼都有。

看到這裡，你可能會想：既然應有盡有了，是要憂鬱什麼呢？

其實，人都是活在「自己的主觀經驗」裡，外在客觀現實如何，旁人看來有多美好，跟當事者的內在主觀世界，往往都是天壤之別。

名人自殺，只是冰山一角

生命如同一場戰鬥，誰能來幫助自己？

除了名人案例，更多的，是看不見的黑數。對我而言，能夠勇敢面對，甚至願意在鏡頭前分享自己走過憂鬱歷程的名人，非常地勇敢，更是了不起。他們分享了自己的生命故事，那些多數人終其一生都不敢公諸於世，甚至連對親近的人都不願揭露的憂鬱經歷。

因為他們必須自我揭露，承認自己並不如大家所以為的正向積極，光鮮亮麗；要承認自己，所有的徬徨、脆弱、軟弱、黑暗甚至毀滅性的一面，還有許多撐不下去的夜晚，都在無聲地哭泣。他們讓大家知道，憂鬱並不可恥，更是不罕見。

不僅是前述的公眾人物，我們日常生活中周遭的人呢？

身為創業第一代，隨時枕戈待旦的「老闆」，在公司裡運籌帷幄的「高階主管」，看不見照護及責任盡頭的「長照家庭」，上有老、下有小的「三明治世代」，或者孩子需要時時跑醫院復健，因為有發展遲緩的「主要照顧者」；看起來是核心家庭，其實是「偽單親」的族群，甚至是老公去大陸經商，早已另組家庭；或老婆有躁鬱症，時常發怒，但是為了事業形象，還有面子，只好繼續當貌合神離的「假面夫妻」；不被家人接受及祝福，被人歧視及訕笑的「同性戀族群」；還有長年的「慢性疾病患者」，目前只能控制，但無法徹底根治的癲癇、僵直性脊椎炎，以及各種免疫系統疾病，例如乾癬、紅斑性狼瘡等。

這些人之中，大都是兢兢業業、克盡職守，看起來正向開朗，也充滿正能量。甚至很多人在大眾心中，就是正能量女神的化身、激勵男神的象徵。然而私底下，在許多人看不見的那一面，卻是高度焦慮、長期憂鬱、持續失眠。

在憂鬱症與正常之間：我們都遊走在灰色地帶

沒有得到重鬱症（Major Depression Disorder）的診斷，沒有吃抗憂鬱劑，並不代表不曾憂鬱、不會憂鬱，或毫無憂鬱的情緒。

所有的人，每天、每分、每秒都在兩端之間遊走著。我們都一樣，差別只在於此時此刻的你，是靠近淺灰色那一端，還是深灰色那一端。

每當出現自殺新聞事件，所有人就會開始努力拼湊自殺者的憂鬱樣貌。如果找不到憂鬱症的證明，也會去找出其他的蛛絲馬跡。總之，就是找個理由及解釋，說明他為何會選擇自殺來結束生命。

要拼湊出憂鬱症的樣貌並不困難，但這一切其實都是事後諸葛。人都有一種傾向，就是**「選擇性」地蒐集證據**。也就是，去採訪他身邊的親友，去找到足以支持他早已憂鬱的痕跡。然而，那又如何呢？時光無法倒流，憾事無法挽回。

真正重要且關鍵的是，如何不在憾事發生後，才悔不當初、長吁短嘆，徒留親友的傷痛與遺憾永遠刻在心中。還有，所有人如何能及早自我覺察、辨識及了解內心的訊號，讓自己處在安全的網絡，而不會走到選擇結束生命的這一步。

你也是開心果嗎？

▼▼不被允許的脆弱和憂鬱

你幽默風趣，妙語如珠，是團體裡的萬人迷，是最受矚目的寵兒。有你的地方，永遠就是歡聲一片，待在你身邊的人，總是感受到如沐春風。

所以大家都很期待見到你，都很渴望親近你。每個人對你的印象，你給人的形象，就是春暖花開、陽光普照的樣子。

這樣子的你，彷彿就沒有憂鬱的權利，應該就不會有憂鬱的情緒。你的嘴角永遠只能上揚，不能向下；只能微笑，不能流淚。

我們的身邊，都有這樣的開心果。如此讓人欣賞、喜歡甚至羨慕，希望自己也能夠成為他、如他一般幽默的好朋友。但，他們永遠都是這麼快樂嗎？也許你從來沒有想過，也不曾真正地了解他們過。

「沒想到他也會憂鬱」

電視電影裡的喜劇演員，團體裡的幽默大師，都有著不被允許的脆弱及憂鬱。「沒想到他也會憂鬱啊！」對於幽默著稱的他，因為外人都是期待著，他只能永遠笑臉盈盈。這個期待所帶來相關的聯想，還有許多，像是：

「沒想到她身為教養專家，親子關係卻這麼惡劣，虧她還在節目上大談教養理論，可信度高嗎？」

「沒想到他身為最專業的醫生，也會罹患癌症，還寫健康及養生書籍，會不會誤人一生啊！」

「沒想到她身為精神科醫師或心理師，也會情緒低落，甚至重度憂鬱，還在身心科掛號，她的專業可不可靠呢？」

林林總總，族繁不及備載。換言之，牙醫不能蛀牙，國文老師字都不能寫錯。那麼，微笑憂鬱的他們，怎敢把心事對人說呢？繼續努力擠出微笑，都來不及了。因為笑代表遊刃有餘，笑代表專業可信，笑還代表一切沒事。然而，這是一種與自我內在真實的隔閡，還有疏離。

世上無完人

微笑憂鬱的人，還會因為自己竟然沒能完美地隱藏自己的難過，反而讓旁人看見他不再愉快、輕鬆及雀躍的笑臉，看見他的脆弱及憂鬱，遂而產生強烈的挫敗感、自我厭惡感，對自己有了更多的負向評價及觀感。

是的，別人可以期待你永遠歡樂，期待你的專業與人生必須一模一樣。但是，難道非要隨時隨地、無限上綱地滿足觀眾的需求，符合他們的想像不可嗎？

很多開心果，以詼諧、幽默形象深植人心的人，心底多半有一種難以言喻的落寞，無法明說的脆弱。那就是，他們總被旁人認為「他們是不會難過的」。但，月有陰晴圓缺，人有喜怒哀樂，怎麼可能二十四小時，都是這麼快樂？

不消說，許多人在知情的第一時間，往往流露出詫異、不解甚至是難以接受。但這對微笑憂鬱的人來說，更是二度傷害。

開心果也是人，幽默的人只是修為高了一點，怎麼可能無堅不摧，怎麼可能永遠都笑容滿面，又怎麼可能世界上沒有能影響他、讓他痛苦、失望甚至絕望的敵人？

不被期待綁架，更不被期待汙染

・不被綁架

你可以選擇去完成他人的期待，但你也可以選擇不去完成他人的期待，只做你自己認為好的，適合自己的，符合你的需求、價值觀的期盼。

・不被汙染

不被期待汙染，是指期待的範圍由你來劃定，隨你的喜歡。

如果你選擇去完成對方的期待，那麼這個期待的分數和標準，你可以自己訂就好。為什麼一定要考到頂標呢？前標也很好。為什麼非得要一百分不可呢？八十分也很驕傲。

只接受合理期待，甚至，只考慮合理的期待

我們都渴望能無條件地被愛、無條件地被關懷。但現實上，我們都知道，這是理想目標，多數人都無法做到，即使是父母對待子女亦然。

旁人就是觀眾，你才是主角。

別人可以對你的性格、學業、事業、外貌、人際關係的表現抱持期待，重要的是，期待要合理，不能被「過度增強」，不能被綁架及汙染。

舉例來說，「我是為你好」也是一種期待，我期待你好，我期待你優秀。但如果你的表現及反應，不如我的期待呢？這也是合理的。因為你是你，我是我。

我們都去過廟裡拜拜，都曾跟眾神明許過願。連神明都不會實現所有人的心願了，更何況你我只是凡人，沒有點石成金的魔法，更沒有通天的神力，對方的期待如同他在許願，又何必要努力都為他實現呢？

如果你滿足了他人的想像，順應了他人的期待，就會「過度增強」他往後還有更多的期待。

甚至說到了最底，**即便是合理的期待，你也不一定要照辦！**因為你才是自己生命的主宰，不是嗎？

舉例來說，有人就是喜歡自己的身形豐腴福泰，就算體重超標了些，那又如何呢？有些人就是喜歡多喝一杯酒，只要不妨礙他人，不造成危害，那也是屬於他的自由自在。所以，縱使再合理的期待，就算是為了你的身體能夠更健康的期待，也不一定要理睬。

看見微笑背後的脆弱

在滿足他人期待的背後，是我們的脆弱。這也是微笑憂鬱的人，要去看見及承認的。

維護形象是每個人都會有的心理需求，你我都一樣。但是，突破虛偽的假象，承認內心的脆弱，承認此時此刻的自己需要別人的幫忙，才是真正的勇敢。在你跨越微笑憂鬱後，那會是由內而外的成長，內外一致的堅強。

如果你身邊有微笑憂鬱的人，甚至他就是你關心的朋友，或者親人，幫助他的方式，關鍵之一就是不要勉強他。

不要勉強什麼呢？不要直指他的脆弱，那會勾起他的尷尬及困窘，讓他往後退得更多，逃避得更兇。

靜靜地陪伴，就是一股厚實沉穩的力量；逐漸建立起他對你的信任感，對於彼此關係更多的安全感，你不用勉強他，他自然而然就會說。

愛才是我們想要一起抵達的地方。

沒有批評指責，沒有評價論斷，沒有要求期待，只願如你所願，內心舒坦自在。

不再追逐完美，不再用完美逼迫自己、勉強自己，那是對於自己、他人還有這個世界開始有了安全感，還有信任。

完美是框架，更是侷限，沒有彈性的空間。

當我們真正地學會接納自己，才真正懂得什麼是愛自己，不是用坊間的定義。你的美好，無須符合世俗的標準、社會的定義，當你能夠真正理解及體會，完美主義就沒有存在的必要，因為你的存在，已經很美，也是最美。

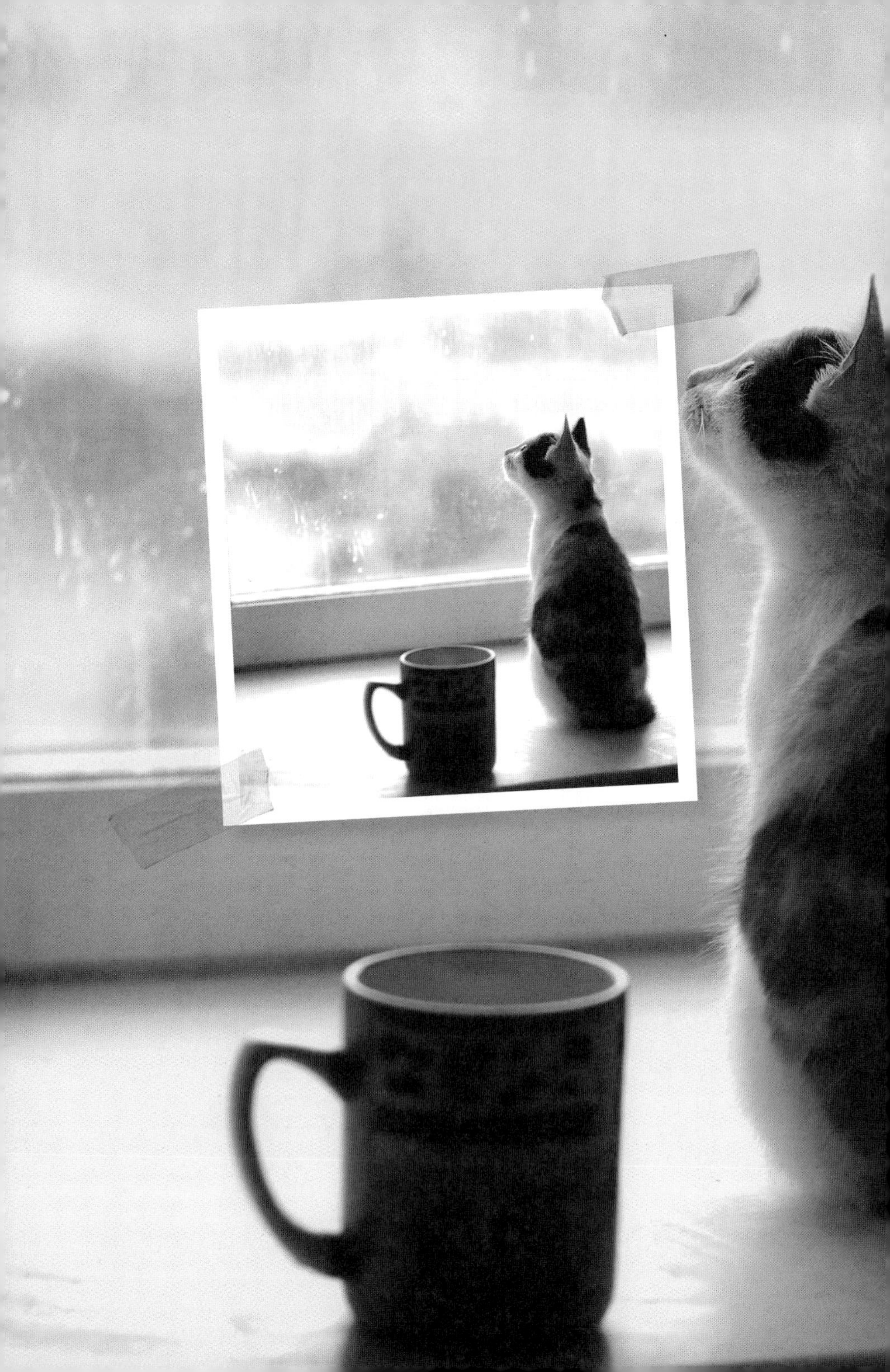

一定要積極正向、溫柔可人嗎？

▼▼我們都習慣對他人偽裝自己，最後連自己都蒙蔽

為了拿下一張訂單，為了達成一筆交易，為了應徵上心目中的理想工作，為了獲得心上人的青睞，為了得到許多人的好印象與喝采……

為了獲得這些好處，我們運用著各式各樣的方式，來完成我們的目的。

其中一種方式，就是偽裝自己。

電影《金翅雀》裡，有一幕是男主角看著穿衣鏡裡的自己，說：「我們習慣對他人偽裝自己，到頭來，我們連面對自己也在偽裝。」

為什麼呢？因為對他人偽裝自己，可以得到約定俗成的好處；而對自己偽裝，可以

逃避自己所不敢觸碰的生命課題。

衣冠楚楚，西裝筆挺，眼神流露著自信及滿意，看著鏡子中的自己是如此完美無瑕，大方得體。然而，埋藏在內心深處的故事呢？那些背負了一輩子的祕密呢？從小到大如影隨形的生命課題，來自原生家庭裡的記憶及烙印呢？

它們都隱藏在西裝布料及光滑的絲綢底下，更深層的血液裡；不反映在一言一行，而是意在言外。

我們習慣對外人偽裝，嘴裡說著深得人心的話語，因為這麼做可以達成自己所期待的目的，無論是現實中的交易，還是建立起他人對我們的印象，進而能被接納、喜愛及肯定。可是到頭來，我們連面對自己時，也還是在偽裝。這段描述，也是「微笑憂鬱」的註解及說明。

談談我們的「笑臉文化」

台灣諺語當中，有一句話是「伸手不打笑臉人」。也就是說，當你表現愈是笑容可掬、正向、樂觀、積極，無論何時何地、何種處境都能微笑以對時，就愈容易得到別人的喜歡與靠近，甚至還能化險為夷，讓盛怒的人放下他的鐵砂掌，避掉一場衝突及爭執。

不可否認，這是現實社會當中，獲得成功、適應社會的一種途徑，但這很可能只是一種「假象」。

意思是，如果外在情境與內在感受相符，那麼你當然能發自內心地感到輕鬆、愉快及露出笑意，但**如果外在的情境是引發緊張、恐慌、焦慮、讓人如坐針氈，卻還要勉強自己擠出微笑，那就是更加耗竭內在能量的徒刑**。

明明內在已經出現了警報及訊號，但卻無法順應真實的感受，處理真正的需要，還要把心力投注在外界的期待及要求。相當常見的族群之一，就是站在第一線的服務業人員。

他們總是被要求笑臉迎人，因為「顧客說的永遠都是對的」。但，顧客真的都是對的嗎？

其實，我們也無須進入服務業，光是身為顧客的旁觀者經驗，就覺得難以伺候的客人（所謂的奧客）很多，讓人在旁看了都捏好幾把冷汗。面對客人得寸進尺、無理取鬧，還得笑著賠不是，努力把大事化小，小事化無，表面上是皆大歡喜，其實他們都是打落牙齒和血吞，尊嚴都被踏在泥濘裡。

這樣的文化，卻加深了微笑憂鬱者的自我厭惡

微笑憂鬱的族群，跟傳統的憂鬱症患者非常不同的是，他們還能維持正常的工作，甚至表現得非常好，也能維持家庭運轉及活躍的社交生活。

他們不一定會食欲不振，也不會鎮日待在床上。然而私底下，他們對於自己有著強烈的自我厭惡（Self-loathing），他們不會讓其他人知道，也不敢對身旁的人承認。而內心的煎熬，卻時常在夜深人靜時，啃蝕著他們。就算失眠、恐慌甚至有自殺的想法，也都會藏得很好。

厭惡自己離不開，也避不掉。離不開工作的環境，轉換工作容易遭致外人無情的批評、沒有同理心的檢討；避不掉必須擠出的微笑，因為他身為服務業，顧客至上就是唯一的教條。這些深深刻在心底的痛苦、掙扎及矛盾，是一種對自我的扭曲，自己與自己的對戰，無處可逃。

卸不下的偽裝，讓我們愈來愈看不見自己

我們社會所認定的成功，不只是數字及頭銜上的成功，還有態度方面的成功。所謂態度上的成功，就是把「正向」當成唯一的價值。

正向的相關聯想，就是積極、樂觀、進取、精進。與之相違的，就是消極、懶散、不思進取等被歸類為負向的態度及形容詞。

當然，我並不是鼓勵頹廢、糜爛或者玩物喪志這麼極端。而是我們的社會並不推崇中庸之道，也不太欣賞寧靜致遠，或者「採菊東籬下，悠然見南山」的生命態度。表面上，可以談論老莊；但身體奉行的，卻是孔孟之道。

我們深信不疑，這是唯一的生存方式。

往往當我們獨處的時候，終於能與自己面對面，好好看著自己的時候，也仍在偽裝，仍舊無法真誠地面對自己。

為什麼面對自己會這麼困難呢？因為與其面對、承認及處理深到骨子裡的恐懼，還不如選擇隔離及逃避。因為恐懼裡頭，有我們不願意面對的無能為力。

偽裝最大的好處，就是可以繼續逃避，不用碰觸自己內心裡，所有不願意看見、不想要承認的。而這也是我們最習慣用來生存的方式。

無能為力的內在信念，導引出無能為力的外在現實

真的是無能為力嗎？真的是無可救藥嗎？真的是無可奈何嗎？

所有走過人生低潮，活出新生命的人，都會大聲告訴你同樣的話，那就是：「你太小看了你自己。」

同樣的挫折與困境，有些人因為內在不斷地負向自我暗示（我辦不到、這是絕對不可能的、我沒有能力、我不如他好運……），所以不願意改變，甚至只是對身邊的人訴苦、聊聊或者求助，也都不太能夠說出口。因為他們多半是這樣想的：

「不要造成朋友的困擾。」

「說了又怎樣？事情不會改變，木已成舟。」

「家人覺得我抗壓性很差，還不獨立怎麼辦？」

「說出來會不會招來恥笑？」

「朋友一定會覺得，這有什麼好煩惱！工作不喜歡，不做就好；伴侶劈腿，離開就好。」

難以辨識，何以使力？

所以，這也是微笑憂鬱難以辨識的原因之一。

我們都知道人際關係有親疏遠近。用偽裝面對別人，也用偽裝面對自己，所以在不親近的外人與真實的自己中間，就是所謂「親近的人」，包含了我們的好友，以及家人。即使是住在一起，天天都見面；即使常常透過社群軟體，在線上互通有無，問候近況、八卦及聊天的老同學，或男女朋友，也無法在第一時間或者及早覺察，原來身邊的人，早已戴著微笑憂鬱的面具，深陷在憂鬱的黑洞裡面。

偽裝，會是阻礙救援的最近一公釐。

微笑憂鬱的社會層次

▼▼對於成功與幸福，單一的定義，侷限的模式

從小到大，我們生活、成長及沉浸的整體社會文化氛圍，長年因循的價值觀就是在鼓勵我們：要競爭，要勝出；只能進步，不能退步；不能自己說自己棒，要別人說你棒。所以，從幼稚園開始，進入國小到研究所畢業，都在競爭第一名。好不容易終於畢業，卸下學生身分了，接著開始找工作，爸爸媽媽就會開始在意，薪水有多少？福利又是如何呢？跟堂兄弟表姊妹比起來怎麼樣？名片拿出來，上面的職銜稱不稱頭？甚至，你做的是不是師字輩（醫師、律師、會計師）的工作？

接著，可能要準備結婚了，他們也不太會去關心你跟交往對象有沒有相同興趣，是不是心靈契合，能不能夠支持你，兩人相處起來是否和樂融融，而是由門當戶對的條

件出來左右：他的家世背景，父母親的職業，兄弟姊妹的學歷，有沒有房子，開什麼車子……換作女生也是如此，她的娘家財力是否雄厚？外表要漂亮出眾，言行舉止更得大方得體……

社會文化的影響

我們的社會文化，以及因循多年，傳承了無數代的價值觀，讓我們對於成功與幸福，有著單一的定義，狹隘、侷限且沒有彈性的模式。

舉凡要有優異的學業成績、高薪且頭銜響亮的工作、外貌出眾且門當戶對的伴侶，要開好車、戴名錶、穿華服，還要住豪宅。我們不僅用這些標準束縛別人，綑綁自己，也是這套價值觀的幫兇。因為對於身邊親近的人，例如孩子、伴侶，我們往往也是如此期待並要求著，不經檢視地盲從，最終不知不覺地成了推波助瀾的一分子。

社會文化對於物質及他人眼光的重視，對於成功及幸福的單一定義，會影響甚至決定我們後續的注意力、時間、心力，還有投入的方向。

覺察行為背後的動機

《照亮憂鬱黑洞的一束光》中，提到了美國心理學家提姆・凱瑟（Tim Kasser）的發現：**當一個人過度重視外在價值，例如金錢、地位以及名聲時，更容易導致焦慮、沮喪及憂鬱**。後續許許多多的研究，不管是針對青少年還是成年人，不同的年齡層與社經條件背景，都得到了一致的結論。也就是，愈重視及追求物質的人，愈容易焦慮及憂鬱。

因為**強烈的物質追求，不僅會影響一個人的價值觀、注意力焦點、隨後的行為表現，更會影響人際關係。他們不容易感覺到快樂，也容易陷入沮喪、絕望的情緒。**

書中也用了動機理論來進一步說明，指出每個人的外在行為，都是由「動機」所引發，一種來自於外在，一種則是來自於內在。

・內在動機

所謂的內在動機，指的是當我做一件事情時，在過程中我就感受到快樂及滿足，並不是要用來兌換獎品，也沒有物質回報及金錢酬勞，更不在乎其他人會怎麼看待、評價我所做的這件事。

舉例來說，當我在看電影及閱讀的時候，我可以從中獲得新知，得到前所未有、不同於以往的觀點，我會很雀躍，甚至覺得自己很幸運。怎麼說呢？可能裡面有些具體的建議，能解答、應用在我最近生活中所遭遇的問題。又或者，作者的文筆幽默風趣，讓我能瞬間放鬆緊繃的情緒，抑或是用字遣詞療癒人心，能安慰我孤寂的心靈。

．外在動機

另外一種完全相反的，就是所謂的外在動機，指的是當你在做一件事情時，目的是希望能得到金錢、地位或者很多人豔羨的眼光、掌聲及肯定。

用同一件事情來繼續說明，也許能夠更清楚。像是閱讀及看電影，如果今天我更想要的是塑造一個「知青」或「上進」的形象，藉此獲得社會的掌聲及外在肯定，那麼我就必須讓別人覺得「你讀好多書哦！而且都是很艱澀、不容易理解的文學作品，甚至有大部頭的書」。接著別人就會對我形成一個印象，那就是「你好聰明、你好優秀、你真是了不起」。這時，我的大量閱讀就是來自外在動機，因為我所追求的是旁人的眼光、掌聲、欣賞及肯定。

為什麼事情愈做愈不快樂？

進一步解析，經由內在動機所驅策的人，其實他到底讀了哪些書，讀了多少書；是艱澀還是簡單，是一本還是破百本，其實都不重要。因為在沉浸於閱讀時光，細細咀嚼一字一句的過程中，他已能感受到愉悅及滿足。

然而，如果今天他所重視及追逐的，是別人的讚賞及肯定，那麼他就必須追求閱讀數量愈多愈好、閱讀速度愈快愈好，閱讀內容愈難愈好。因為非得要如此，別人才會覺得他真是個冰雪聰明、橫空出世的曠古奇才。

而在不斷追逐的數量、速度及難度裡，就造成了一層又一層的壓力：如果沒有讀得更多，別人就覺得你退步了；沒有讀得更快，別人就覺得你停滯了；如果沒有讀得更難，別人就覺得你平凡了。

進入這個循環之後，原本閱讀所能帶來的美好消失了，再也無法讓人感到快樂，甚至還會引發無止境的比較、競爭及追逐，陷入焦慮、沮喪及憂鬱。而即使明確感覺到沮喪及憂鬱，也不能大方談論或讓身邊的人知曉，仍舊要面帶微笑，佯裝開朗。因為若是讓別人知道我有情緒困擾，就是讓別人知道我能力不好，就是「輸」的代號。想到這裡，內心就更是憂鬱。

外在的追求帶來焦慮

事實上，內在動機也好，外在動機也罷，它們都是同時存在的，只是比例不同。不會完完全全只由其中一種動機，來驅策行為的表現。

而心理學家也發現，一個人的幸福指數，不會隨著外在目標的實現而提升。在此我想特別強調，**外在目標的實現固然可以「暫時」提升幸福感，但存續時間不長，頂多比曇花一現再長一些。那份幸福感不穩定，也不恆常。**

這就好比每當iPhone推出最新款，許多人都會去現場排隊搶購或是上網預購，可是若捫心自問，最新款的iPhone到底能讓我們的快樂持續多久呢？如果我們願意誠實作答，其實不會太久。至少，下一款推出，或者看到別人用的是更高規格的iPhone時，心中的快樂指數瞬間就打折扣了。

非常多研究都一致指出，**愈是受到外在動機的影響，追求物質及他人的肯定，人就會愈來愈容易焦慮、沮喪及憂鬱**。這些研究，無論在歐洲還是亞洲，都有一致的發現。

當我們的社會文化及價值觀不斷強調物質、地位及名聲時，我們就會把人際關係的品質放在更次要的位置。但我們其實都知道，或者感覺得到，如果人與人之間的關係欠佳，無法相互信任及支持，我們對於生活的滿意度、人生的幸福指數往往不高。

此外，過度追求物質及他人肯定，就會持續處於競爭及比較的狀態裡。就算好不容易達到了先前設定的目標，但很快地，你又會開始東張西望，擔心會不會被其他人追趕及超越過去。你將永遠處在上緊發條及備戰狀態當中，不斷地自我檢討及反省，然後要改進、改進再改進。長久下來，如何不焦慮？如何不憂鬱？

相反地，**若是由內部動機所驅策的快樂，我們通常不會有比較、競爭的心態出現，甚至會在過程中體驗到所謂的「心流」**。

網路時代，我們更需要學習「斷捨離」

我們也要留意，那些不知不覺進入我們思維及腦袋的所有訊息。

除了觸手可及，隨時填滿我們視覺及聽覺，會引導我們開始關注及討論的廣告；隨意翻開報章雜誌，或者跟親朋好友、同事、主管交談的所有字字句句，或是打開電視，無論是新聞還是綜藝節目，裡面所有的訊息，都可能影響我們的價值觀，持續地擴散及傳遞。

心理治療工作中，有許多個案後來都告訴我：「心理師，真的耶！當我愈少去滑手機，愈少去反覆檢查、關注或推敲朋友的已讀不回或者不讀不回，更少去追蹤朋友的IG，看他最近又做了什麼有趣的事，參加了哪些新鮮又好玩的活動，而我卻沒有跟上時，我時常胡思亂想的妄加論斷及臆測，七上八下、起伏不定的情緒就變得平穩多了。我也愈來愈少受到影響，不太容易對家人莫名其妙發脾氣，更不會覺得自己跟不上、能力差，一而再、再而三地陷入比較後的自責、自我感覺惡劣的沮喪及憂鬱的情緒裡頭。」

我聽了，不只心有戚戚焉，更是感慨萬千。

原來只是這麼一個小小的舉動：減少滑手機，甚至是把手機裡面的社群軟體刪除，就能有這麼明顯的效益。不只改善了焦慮、沮喪及憂鬱情緒，自我價值感及人際關係，也走向了更好的途徑。

國學大師林語堂先生曾經說過：「生命的智慧，在於去其所不需。」我不禁想要回應：「困境的活水，在於增其所必需。」

對於微笑憂鬱，如何去其所不需，如何增其所必需，我們都需要一起學習。找出適合自己的方式，讓自己發自內心地真誠微笑，不再戴著微笑憂鬱的面具。

「適者生存」，讓我們活得腹背受敵

▼▼不僅是達爾文主義，還有骨子裡的失敗主義

「我怎麼能接受我的孩子在特教班上課！」

即使確診為智能不足，曉慧的媽媽還是千方百計，想方設法，要求老師們再次評估，甚至要求老師對她仔細說明，報告寫清楚。一切舉動，就是為了讓曉慧回到原本的班級上課。對她而言，孩子在特教班上課就是奇恥大辱，那不是曉慧應該待的地方，那裡的人都不正常！

曉慧的媽媽，想來也是所謂的人生勝利組，在金融業工作，婚姻美滿，家裡就只有曉慧這麼一個獨生女。她對曉慧寄望很高，雖然曉慧的理解能力不太好，反應總是慢

半拍，但她下班後把所有時間都用在教曉慧識字，陪曉慧讀書，盡力讓曉慧跟上學校的進度，所有的心力都用在曉慧一個人身上。曉慧的媽媽雖然很辛苦，但是對她而言更痛苦的是，身邊所有已婚同事們、相交多年的閨中密友們，沒有一個人的孩子是在特教班上課，或者在資源班加強的。相形之下，她覺得自己的臉面完全掛不住。

物競天擇，適者生存？

關於課業及成績，不僅是一般生辛苦，資優生辛苦，就連特教生及其家長、老師們，也都很辛苦。

「物競天擇，適者生存」是達爾文主義的精髓，許多人信奉這個想法，彷彿它是永恆的真理。但**其實達爾文主義不僅過時，更是充滿了毒素，因為它讓所有人都活在恐慌、恐懼和焦慮裡**。

前面所提到的曉慧，即是如此。即使曉慧確實需要特教資源的協助，但是媽媽卻深怕丟臉，所以必須努力把曉慧轉回「正軌」，因為她認為那才是正常人的世界。

試想，當你的周圍都是與你比較的對手、競爭的敵人，怎麼有辦法對人敞開心房地交流，更遑論信任。枕戈待旦，如何安眠？

從小到大，我們就被父母及師長要求以「優勝」為目標，整體社會氛圍也是瀰漫著競爭的氣息。要競爭班上的名次、全年級的排名，高中及大學的入學考試，則要競爭前三名志願。在這個時候，曾經相親相愛的同班同學，曾經手牽手上廁所，下課相約打球的好友，都是你的競爭對手。有他就沒有你，有你就沒有我。名額有限，誰甘願落榜丟臉，誰想要回家流淚？

等到離開學校，出了社會，開始求職也是如此。因為企業要聘雇的員工名額有限；就算好不容易進入了，為了公司賣肝多年，媳婦熬成婆，終於讓你登上了高階主管的寶座，卻只是風光那一刻。因為高處不勝寒，而日後若想異動，要競爭的位子名額，只有一個。路，竟然愈走愈窄了……

時時刻刻，活得腹背受敵

表面上，大家可以一起吃飯、聚餐、喝酒及加班，彷彿能推心置腹，相互吐苦水，分享生活。但想必你有聽過這樣的說法：出社會後，交不到真心的朋友。這句話不正說明了我們都活在競爭的社會裡？

朋友就是敵人，敵人就是朋友，永遠跟在你左右。

因為大家都在比業績，爭輸贏，暗暗想著：這次公司內部的升遷會是誰？外派會是哪個倒楣鬼？

不僅職場，就連婚姻、戀愛也在競爭的涵蓋範圍。

坊間一大堆傳授追男、獵女術的戀愛教戰書籍及課程，都在傳遞一個觀念：這世界上就是「零和遊戲」。意思是，一方有所得，其他方就有所失。再白話一點就是，不是你贏、他們輸，就是他贏、你們輸：你喜歡的人被人追走了，跟其他人在一起了，那麼，你就什麼都沒有了。可是這不是很奇怪嗎？世上的人兒這樣多，為何要執著這一個？

全球人口在二〇一九年五月達到了七十七億，人口這麼多，你在台灣認識不到心儀的人，難道不能去認識外國人嗎？你在日常生活認識不到，難道不能上網，透過交友軟體去認識更多的新朋友，進而找到可能發展戀愛的約會、結婚對象嗎？

潛藏在所有人心中的信念，不僅有達爾文主義，還有失敗主義

許多人基於潛在的失敗主義，時常在唱衰自己，也唱衰別人。而失敗主義，更是多數人難以自覺的強大行為驅策動機：不是想要贏，而是更怕輸！

表面上看來，是競爭的達爾文主義，其實骨子裡是失敗主義作祟。害怕自己達不到目標，得不到想要的；害怕別人有，自己卻沒有。

關於戀愛，我時常聽到這些說法：

「不可能啦！跨國就是遠距離戀愛，很難維持啊！」
「語言不是這麼熟悉，兩個人要怎麼溝通？」
「沒有辦法時常待在一起，不能常常見面，感情一定很容易出問題！」
「如果他背著我劈腿，在外面跟其他人約會，我怎麼會知道呢？」

這些思維的背後，除了失敗主義，還有低自信，以及對他人的不信任。

如果上述的說法為真，那麼每天生活在一起，幾乎都是近距離相處的情侶及夫妻，應該要感情融洽，每天快樂似神仙，怎麼會有這麼多人在感慨著婚內失戀？又哪裡會有這麼多人，背著另一半在外面曖昧？而絕大多數人都是跟同國籍的人戀愛及約會，接著結婚生子，難道他們溝通就很順暢，毫無困難及關卡嗎？我相信這些問題輪不到我回答，大家都了然於心，盡在不言中了。

至於吵得不可開交，甚至拿菜刀相向、開瓦斯意圖同歸於盡的夫妻，時常都是國台語交錯地罵來罵去，互相飆來飆去。說到這，關於「語言相同，就等同於能夠順暢溝通」這個論點，我想我不用「推」，就已經「翻」了吧！

跨越競爭心態，活得更自在

太過害怕自己失敗的心理傾向，容易產生焦慮不安、忌妒與憤恨，表面上雖然化為積極與努力，實則內心很扭曲。

微笑憂慮的人，也是過度害怕失敗的一分子，所以他們更能夠「成功」掩飾內心的痛苦及問題。不是因為困在心中的只是小事，而是他們更加不願讓人看穿他痛苦、無能為力的一面。對他們而言，被看穿會是更大的打擊。

達爾文主義必須被重新檢視，甚至必須被揚棄。

它讓所有人持續焦慮，甚至憂鬱，當然會活得不開心，無法發自內心地喜悅與自在輕盈。尤其在達爾文主義背後，那個深深影響所有人，卻又讓人難以自覺的失敗主義，更需要我們留意、檢視及自省。

別忘了，人外有人、天外有天。如果把成功視作唯一的價值觀，認為勝出才是成就感的來源，那會很容易迷失，甚至忘卻初心。因為，即使能力優異，也足夠幸運，能成功一次，或者兩次，但卻得要一再地成功，才能不被旁人追趕過去，或是被同儕比下去。

跨越競爭比較，進入互助合作的時代吧！

別讓他人默默地微笑憂鬱，也別讓自己孤零零地微笑憂鬱。

微笑憂鬱，一張你我都可能戴上的面具

▼▼面對壓力，「不正常」才是正常反應

《時代》雜誌譽為「二十世紀五大聖人」的印度哲人，克里希那穆提（Krishnamurti）曾說：「能夠在病態社會裡適應良好、遊刃有餘的人，真的是健康的嗎？」

這段話不僅是當頭棒喝，更是暮鼓晨鐘。他認為，每個人都應該要透過「自我認識」，從限制、恐懼、權威及教條當中解放出來。

是啊！在高度壓力及快速運轉的社會下，看起來遊刃有餘、如魚得水，會不會只是個表象，其實山雨欲來風滿樓，全是暴風雨前的寧靜？會不會，只是在結束生命前，蓄勢待發的假面具？它騙過了每個人，甚至是專業人士。當然，更包含了微笑憂鬱的自己。

「正常」未必正常，只是一種想像與假象

我們都很怕被當成不正常，所以我們繼續擁護著正常。

世俗定義的不正常是什麼呢？適婚年齡沒有結婚，就是不正常。喜歡同性，就是不正常。結了婚沒生小孩，就是不正常。一份工作做好好的，竟然要辭職，也是不正常。你什麼都擁有了，竟然還憂鬱，更是不正常。但——

所謂的正常，真的是正常嗎？
所謂的沒事，真的是沒事嗎？
所謂的還好，真的是還好嗎？

其實，這些「正常」的內涵，都只是一種想像，更是假象。
不正常三個字，就是最大的汙名化。

在一個病態的社會裡「看起來」好好的，並不代表就是健康的。在一個價值觀扭曲及龐大壓力的社會裡，「能夠」適應良好的，或許只是拚上了「最後一口氣」。

捫心自問，我們的生命當中，有多少限制性的信念、有多少根深柢固的恐懼，有多少默默順從的權威，又有多少信奉至今的教條，深深地刻在我們心中？答案不在外面，就在自己的心裡，只是我們從來不曾深入認識。

當然，我們也必須區分到底是真正地適應良好、遊刃有餘，還是善於偽裝、勉強及壓抑。其實是你看不見也看不懂，身邊親近的他，甚至是你自己，早已笑到快沒有力氣。

割破了手會流血，被踩到腳會直呼疼痛，被人中傷會感到氣憤，被人背叛會覺得委屈及受傷……這些都是再自然、再正常不過的反應。可是，這些正常的反應，卻可能被貼上這樣的標籤：

「你就是抗壓性低。」

「身為公眾人物，接受網友公評是應該的。」

「都這麼大了，還這麼不懂事？」

「爸爸媽媽養你這麼大，沒有功勞也有苦勞，他們也是為你好，你說走就走，怎麼可以如此不孝？」

「身為老闆，員工辦事不力、出了紕漏就是你的責任，就是你識人不清。」……

不正常才是正常的反應

身為兒女也好，身為學生也罷；身為員工也是，身為老闆也會中獎，如果你還不小心有了那麼一點點「名氣」，所有人都可以放大檢視你的一言一行。在這個人人被高度檢視的社會裡，如何能夠不憂鬱？

活在這個時代，存在這個社會，我們所有人都辛苦了。

放眼望去，每個人一定都經歷過恐慌、焦慮、憂鬱、失眠等各式各樣的痛苦，或者暴飲暴食、酗酒、瘋狂購物等成癮行為。

生活多麼不容易，感覺壓抑，益發憂慮。而且多數時候的我們，都選擇了逃避。把心裡頭的不愉快、痛苦跟難過藏在內心深處，表面上都是面帶微笑，嘴裡說著「我沒事」來繼續過日子。

因為從小到大，我們最常聽到的一句話就是「不要想太多」。這也是許多人在成長過程中，最常聽到父母對自己說的。彷彿是你小題大作，彷彿是你自找罪受，彷彿這一切都是你沒有路用。

「不要想太多」這句話，阻擋了後續可能有的求救訊號。

其實給你建議的人，往往一無所知

當你進入職場一段時間，想要轉換跑道；當你的婚姻嚴重觸礁，不知該如何是好；當你的家人持續對你情緒勒索，甚至到處惹麻煩，卻要你收拾……身邊的人，除了叫你「不要想太多」，有時還會隨口給出建議。他們說起來總是如此輕易，你聽起來則是更加憂鬱，因為你感覺到的，是更多的無能為力。

甚至不只身邊的人，很多時候，連你也會這樣安慰自己。然而，這同時也是在禁止自己，不要再深入探索下去。

為什麼呢？因為要承認自己有憂鬱的情緒，要去尋求所謂的專業協助，不管是去精神科、身心科還是心理治療所進行心理狀態的評估、服藥及治療，仍是一件「很丟臉」的事。

記得很多年前，我在一間學校服務，進行特殊教育團隊的心理治療。有一節上課，孩子到了，資源班老師也到了，就是沒見到家長。後來學校老師告訴我，孩子家長不會出席，因為爸爸是某醫學中心的主任，他無法接受自己的孩子有自閉症，不僅孩子是由外傭送來學校上課，連IEP[1]都是由外傭來開，父母親從來不會出現。換言之，即使是擁有醫療專業的人，都深怕旁人知道自己或家人罹患疾病，尤其還是精神科的疾病。一旦承認，除了會被貼上有問題的標籤，更會被認為「不專業」。

行文至此，許多人會開始義憤填膺，這也是年輕時的我會有的反應。但是現在的我，愈來愈能同理家長晦澀的心情。因為身為家長的他們，身為專業人士的他們，一定最常聽到這樣的問句：

「你怎麼會處理不來呢？」
「你怎麼會教不好呢？」
「你不是這方面的權威嗎？」
「如果連你都治療不好，那我的孩子交給你，到底行不行？」

在這樣的情況下，怎麼承認，甚至大方坦承？

如同憂鬱情緒，我們只能拖著拖著，讓它成為心底的祕密。也許一開始症狀及事態還算輕微，往往時間不知不覺就過去了，也錯過了治療的黃金期。於是，那些持續讓你困擾及痛苦的問題，既沒改善，也沒消失。甚至如同滾雪球般，從一般的大小，變得愈來愈大，事態愈演愈烈，讓你益發陷入憂鬱的情緒。

憂鬱是提醒，也是休息的契機

請大家想像一個畫面：眼前有一杯受到汙染、有毒的水，一片過期的吐司，還有一盤腐敗而細菌叢生的烤肉片。這時，有個人來到了桌前，把這杯水、這片吐司，還有這盤肉片吃了下去。

接下來他應該會出現什麼反應呢？

一、完全沒事。不僅當下吃得津津有味，過了一小時，甚至三天後，都毫無腹瀉、嘔吐或者任何不舒服的反應。

二、開始上吐下瀉，臉色發青，甚至需要送急診。

1 個別化教育計畫，指針對「每一位」身心障礙且具有特殊教育或相關服務需求之學生所擬定的教育計畫，不論這位學生是安置在普通班、特教班、資源班或特殊學校。目的是為了確保每一位身心障礙學生都能夠接受適性教育。

前者就是適應良好，但卻微笑憂鬱。

後者雖然出現反應，正是生命提醒。

我們都同意，會產生過敏甚至不舒服反應的人，他的體質才是健康的，才是正常的。因為他還有感有覺，他還能針對細菌病原、有威脅的刺激、讓自己不舒服的痛苦及壓力產生反應。

微笑憂鬱，就如同暮鼓晨鐘。它是來自生命的呼喚及提醒。

它從來不是要提醒你，唯一的選擇是結束生命，而是提醒你，這是個該轉彎、該休息的契機。

輯二

那些毫無預警就殞落的生命

明星、網紅的微笑憂鬱

▼▼放下凌遲自己的刀，你無須堅強與完美

身為公眾人物，不僅一言一行會被高標準要求，高規格檢視，私生活也會被旁人過問，甚至連過往的一切都要被拿來做身家調查，被人起底，一條一條地列出來，甚至做成圖表回顧、比較及檢視。

他們往往會被要求，必須符合社會的期待。因為絕大多數的人都有一個奇特到接近病態的價值觀，那就是，公眾人物的成功是大家所捧出來的，公眾人物的光環是許多人給予的；那些偶像、明星及政治人物，都是因為我們的支持，才有今天的光芒、地位及享有的資源。

我們花錢參加演唱會，購買所有的周邊商品；我們參與競選活動，風雨無阻地到現

場聲援，所以我們就如同他的再生父母一般。他不能夠談戀愛，她不能有違我們的想像；他不可以不滿足我們的期待，她不能擁有隱私及個人生活。一切都必須透明，凡事都得要公開及交代……

明星、網紅的微笑憂鬱

這是最好的時代，也是最壞的時代。

現在要成名愈來愈容易了，因為現在是一個自媒體時代。我們可以看見星座專家、創業老闆、電商專家、旅遊達人、美食或時尚部落客如此活躍，甚至所謂的知識型網紅，用有趣的方式重新包裝及說明，進而分享各領域知識的YouTuber，他們讓知識更好懂，進而讓大家應用在自己的生活。這些都是很棒的事，也是網路時代的優勢。

然而，這是好事，也是壞事。

好事是，想要被人看見、曝光及宣傳，不用去到電視台（也不一定有機會）。壞事是，喜歡你、欣賞你的人很多，看衰你、討厭你的人也不少。因為有些人就是酸葡萄，自己做不到只好化為酸民，拉下你就能看不到。

名人們承受著無邊無際的壓力，也就是承受著所有人的投射。所有支持者的渴望與期待，他們必須去滿足，而不能活得像正常人一樣。

公眾人物＝公共財產?!

每當新聞又傳出名人自殺的消息，往往引起大眾譁然。無論這位知名人士是來自影視圈、政壇、藝文界、金融業、商界等各大領域，都讓我心痛不已，同時感慨萬千。名人的生命，彷彿成了公共財產。

從心理學的角度來看，公眾人物就是所有人投射的樣板，他們承受著所有人的投射。

什麼投射呢？所有粉絲及支持者的渴望，內心的寂寥空虛、無法達成的個人欲求，全數投射到他們身上。所以如果他談戀愛了，支持者就會覺得憤怒、失望，感覺遭受背叛，因為他竟然專屬於一個人的了。接著不再願意支持他，甚至開始產生瘋狂的情緒，想要把他拉下來，不能讓他所愛的人獨占。

這是多麼病態的思維，多麼扭曲的價值觀。

公眾人物也是人，如你如我一般，是有靈魂、有肉體的正常人，他們擁有自己的意志及人生，可以決定要瘦還是胖，可以決定穿得怎麼樣，可以決定何時談戀愛，要跟誰結婚生小孩，這有什麼奇怪？

他有自己的想法，他可以自己做決定，因為這是他的人生，沒人可以幫他做主，也沒人得以取代。既然我們喜歡他，欣賞他，支持他，那麼我們應該是祝福他的決定，相信他的選擇會帶給他幸福快樂，朝向他所渴望的未來。

把公眾人物當成自己的財產，渴望能夠支配及控制，何嘗不是反映出我們內心對於自己日常生活中的一種空虛，還有無力感，所以需要透過遙遠的他者，經由想像的方式來滿足及填滿？

我們都忘了，命只有一條

我們都只看見表面上的好，覺得公眾人物都沒有負擔及煩惱。但如果你對心理學有些了解就知道，**一次負向經驗，需要三倍正向經驗來抵消。如果這個負向經驗是來自親**

近的人，則需要五倍，近來還有更新的研究指出，是六倍。

幾倍並不重要，重要的是，你能想像嗎？公眾人物到底承受了多大的壓力。有那麼多人關注他的一切，有來自正向的肯定及欣賞，當然也有來自負向的批評、指責及謾罵。套用前面所提到的倍數理論，他們需要幾千、幾萬倍的正向經驗才能夠平衡、修復這些負向經驗的侵蝕？

也因此，**許多知名人士，都是微笑憂鬱的高風險族群**。甚至早有很多人，都是需要靠著抗憂鬱劑，才能夠繼續過生活，繼續日常工作；或者長年依賴安眠藥，才能夠入睡，一覺到天亮。這些真相，我們都看不見也不知道，甚至還以為他都好好的。

我們只看到他表面盡是風光，盡是讓人豔羨的好，從沒想過正向積極如他，每天夜裡都是以淚洗面，下了螢光幕，盡是憂鬱和疲憊。然後微笑憂鬱，繼續度過一天又一天。

「高情商」如同緊箍咒

外界無的放矢的攻擊與批評，子虛烏有的指控，追問個人私事……這些都是對於一個人心理健康的侵犯。

我們時常標榜高ＥＱ的好，永遠都要優雅微笑，被人罵了還要說聲「謝謝指教」，但這樣的價值觀，根本需要打個問號！

高情商到了後來，如同一種束縛，更是詛咒。

任何人遇到壓迫及逼供，心中絕對都是不好受，絕對不會因為習慣就沒有感覺，也不會痛苦。沒有人喜歡被負向評價，沒有人喜歡被批評及指責，被取笑，被貼上莫須有的標籤，甚至被編織桃色緋聞及家庭糾紛。沒有人喜歡當砧板上的肉，被秤斤論兩，挑三揀四，最後卻還要面帶微笑，說有你真好。

憂鬱蔓延，「師父」才會盛行

知名人士、公眾人物都需要維護好自己的形象，永遠都要帶著微笑。那是一把名為完美的刀，凌遲著自己的身心健康，一刀又一刀。

為什麼「師父」會有這麼多追隨他的信徒？這些信徒當中，不乏知名人士，無論是演藝人員、企業老闆、各行各業的專家、菁英及權威，他們都坐在台下膜拜、結手印，還有捐錢。

一言以蔽之，因為人生太苦。

無須嘲笑，每一個痛苦的人，都渴望解藥。

我們要做的是，檢視自己是不是造成名人憂鬱，推波助瀾的一分子，還是能做到真正的同理，明白原來公眾人物過得多麼不容易，他們也需要正常人的生活，需要被傾聽及支持。

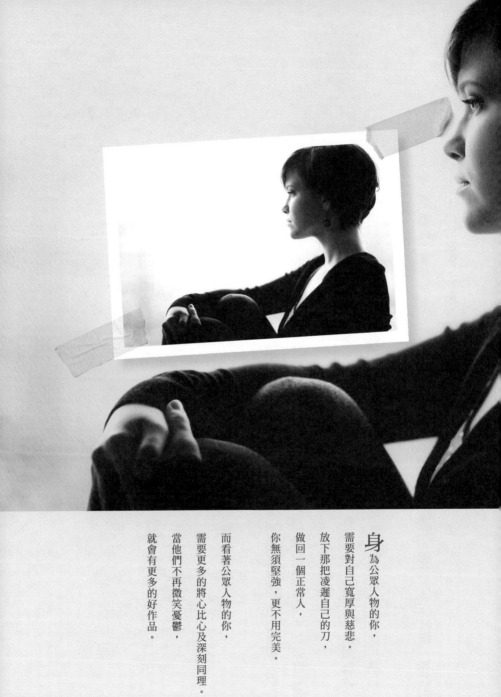

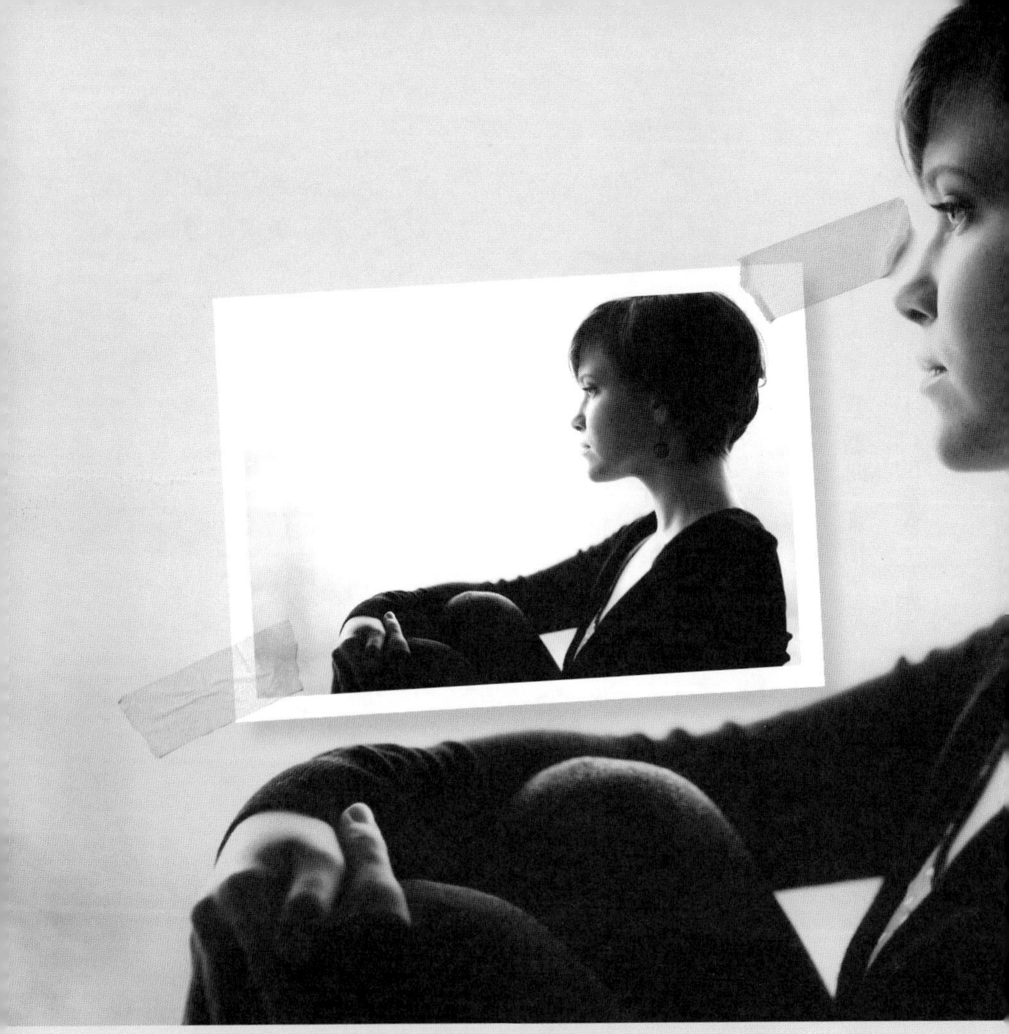

身為公眾人物的你，
需要對自己寬厚與慈悲。
放下那把凌遲自己的刀，
做回一個正常人，
你無須堅強，更不用完美。

而看著公眾人物的你，
需要更多的將心比心及深刻同理。
當他們不再微笑憂鬱，
就會有更多的好作品。

假面夫妻的微笑憂鬱

▼▼社群上的神仙眷侶，卻是貌合神離……

「果然，別人的老公從不讓人失望！」前陣子網路流行起這段話，引發無數人妻的共鳴，引起迴響。她看在眼裡，不禁露出了微笑，但卻是皮笑肉不笑，如果你看得懂，那其實是一抹苦笑。

「你們感情真好，你老公對你真體貼，真是羨慕死人了！」「看你不時出國旅行，生活好愜意。老公這麼疼你，真是你好幾輩子修來的福氣！」面對旁人的這些話語，她總是面帶微笑，回應謝謝，表示感恩。

然而，真相只有她自己知道：雙人枕頭早已是孤枕難眠。那些外人的稱讚，其他太太們的豔羨，都跟實際狀況，相差十萬八千里遠。

別人眼裡的神仙眷侶，早已貌合神離

不知道從什麼時候開始，她上網的時間愈來愈多了，到了現在，幾乎時時刻刻都在上網，去到哪裡必定打卡。

到了哪個國家、城市旅行，剛入手什麼新行頭，必定拍照、上傳到各大社群軟體。當然，上傳之前不忘修圖、再修圖；拍照時，也要調整無數次的角度。一旁的擺設，整體色調搭不搭？底部要墊上毛毯，還是放個厚厚的精裝原文書？一切務必要優雅兼具，深藏學問。

多數時間，外人看到的他們，淨是恩愛與風光，想著：「為何她老公不是我老公？」「為何她家不是我家？」但照片裡，多半是她的獨照、美食照，或是各地山水風景，鮮少看到傳說中，那位疼她的好老公、愛她的阿娜答。

一天只有二十四小時，一小時六十分鐘，一分鐘六十秒，能像她這樣，一直把時間用在上網、上傳照片的人，究竟有多少時間，能用來跟伴侶相處呢？

就算不在身邊，也應該會傳訊息，或是視訊一下吧？這些都需要時間啊！難道能左右手同時開弓，左手敲電腦鍵盤、右手按手機螢幕；同一時間裡，一邊發文，一邊

LINE嗎？何況她的發文與打卡頻率，是從早到晚，幾乎不間斷。

真相是，她的先生在大陸有了另外一個家，孩子都生兩個了。

她該怎麼辦？她能怎麼說呢？

在網路上發出公告與聲明？

會不會太莫名其妙了。明明只是她的家事，卻成了公事。

更何況，說出真相，她會直接摔死。

當年的才子佳人，約好的執子之手、與子偕老，已成變調的歌曲。但她不能夠讓所有羨慕她、眼紅她、關心她、祝福她的人，知道她的枕邊早已沒有人，而且還躺在另一個女人身邊。

她寧願維持假象，也不能讓人家知道，他們所看到的一切，都是個「假」字。

她只能強撐著心中的酸澀與苦楚，對外擠出勉強的笑容。

微笑著，卻也憂鬱著。

被人羨慕的神壇，是一條上得去，下不來的不歸路

祕密都是無形的，看不到的。而所有祕密，都是不斷累積的負擔、益發牢固的枷鎖，因為：

・怕祕密被洩漏出來，本身就是一種恐懼

恐懼本身，就是對於內在心靈能量與真實力量的侵蝕。恐懼會束縛著你，綑綁著你，讓你不敢去嘗試，無能去突破。無時無刻都提心吊膽著，深怕被人揭穿「敗絮其內，金玉其外」的真相。

恐懼底層，還有恐懼。

第二層恐懼是什麼呢？是害怕自己被遺棄，害怕自己不再被愛，害怕自己不值得被愛；害怕如果離開，將遇不到下一個愛；害怕沒人能幫助自己，害怕沒人會相信自己……

所有的恐懼，如同一條條鎖鍊，把一個人牢牢地困在原地，動彈不得，不能也不敢掙脫。

‧為了隱藏祕密，需要付出更多額外的心力

其實她不虛偽，她也不壞。一開始的幸福美滿，沒有造假，都是真的。好幾次，也想要說出口；好幾次，也開始想掙脫。但卻一再錯過時機，要坦誠也就更難了。祕密愈守愈牢，愈加穩固。

為了不被識破，為了不被拆穿，懷有祕密的人必須要更留意與謹慎，才不會自打嘴巴，自相矛盾。因為在網路時代，人人都可以是鍵盤柯南。

就如同許多微笑憂鬱的人，他們能夠成功隱藏內心的憂鬱，掩飾內心的痛苦，也是因為在最早的時候，問題還不嚴重，狀況還頂得住。只是隨著情況益發時好時壞，他們對自己身心狀況的變化，也不是這麼地明白，不知不覺中，就愈拖愈久。

給旁人的提醒：不要推波助瀾

我們時常會追蹤自己欣賞、心儀、羨慕及崇拜的人，在他的臉書或ＩＧ底下留言及按讚，但很多時候，這麼做更會把微笑憂鬱的人，推向祕密埋藏得更深的那一端。那些被堆砌出來的成功，被塑造出來的幸福形象，將被鞏固得更好，微笑憂鬱的面具也

會戴得更牢。愈到後面，愈是摘不掉。

有意識地離開引發憂鬱的壓力刺激，是必要之善，更是當務之急

許多人可以一天不出門，甚至不吃飯、不睡覺，但是無法一天不開手機。睡醒第一件事，就是打開手機、登入帳號，看看有沒有最新留言，或是有沒有未讀的訊息。我們深怕與世界、與他人失去了連結，但卻忘了這樣的連結，正是無形中，促發及加深憂鬱的主要原因之一。

我們時常毫無意識地，讓自己浸泡在周圍都是壓力刺激的氛圍及環境裡，處處都是激發焦慮、誘發憂鬱的媒介及因子。**社群軟體上的互相恭維、賀喜、+1，何嘗不是形塑微笑憂鬱的因子之一？**然而諷刺的是，我們卻天天開機，時時掛網。這是現代社會最奇特的現象，也是打造憂鬱囚牢的高明設計。

刪除社群軟體APP，你可以離線一陣子，回到現實世界裡，回歸到自己的人生，開始修復生命中的難言之隱。

去探索及認識所有的百感交集吧，看看裡面有沒有能幫助你不再憂鬱的好事，能夠開展新生活的重心。

打開潘朵拉的盒子從不容易，許多人都是懷抱著祕密過一輩子。盒子裡，有他一生的遺憾，也有他根深柢固的恐懼。我們花了太多的時間和心力去應付外界、面對別人，卻忘了面對最重要的自己。

所有的黑暗都是過渡期，就像太陽會落下，月亮會升起，周而復始。

只要持續穿越，徐徐前行，你終見黎明。

偽單親的微笑憂鬱

▼▼「負責」不是把自己逼到盡頭

「你還是不要回來好了！」

今年中秋節，媽媽一通電話，叫她別回家，因為親戚聚在一塊，肯定會問起，怎麼女婿沒一起回來？因為明明白白地，清清楚楚地，桌上的碗就是少了一個，筷子就是少了一雙，要切的飯後甜點也可以少切一塊。

「如果鄰居問起來，你就說他出差，不然就說他老家有事，這次無法回來。」明明都已經進入處理離婚的過程，還要說著一個又一個的謊。

他們要她說一堆言不由衷的話，編織一堆謊，說白了就是不要讓鄰居親友知道，她就要結束婚姻了，將恢復單身了。而她最難過，也最難以承受的是，原來在父母的心中，第一重要的，竟然不是她的委屈和她的感受，而是面子！彷彿離婚的女兒好丟臉，讓家族蒙了羞。

「這是個偽善的社會。」她嘆了一句，繼續說：「離婚等於失敗，這就是我們社會的價值觀，不是嗎？準備離婚前，我們分居快要七年。他現在是不是在同一個單位工作，有沒有交往的女朋友，我不知道，也不想過問。」

「為什麼？你問我為什麼？」她的表情好像有些不解，同時，也出現了些微惱怒，又接連丟出幾個問句。

「問了又如何呢？問了，他會回答嗎？」

「說了，他就會改變嗎？就會行動嗎？」

「說了，他就會放下手邊的線上遊戲嗎？」

「說了，他就會一起分擔家務，就會記得他是個爸爸，開始教養小孩嗎？」

語畢，她深深地嘆了一口氣，接著說：「不會的，因為我早就都說過。」

婚姻中，變本加厲的關係疏離

回憶起前幾年的婚姻生活，她說自己很早就認真地想要跟丈夫溝通。不管是坊間那些知名兩性關係專家、老師開的婚姻講座，還是關係課程，她都報名過，也上過。當然也會自己買書回家，在睡覺前或隔天早一點起床，擠出時間自己讀、自己學。

「但有什麼用呢？婚姻又不是我一個人的。光是我一個人想改善，光是我一個人想要經營，有用嗎？」她說。

「他一回到家，就是關起門來打電動。小孩的課業不管，家事也不做，什麼事都是我在張羅。甚至連公公婆婆打電話來，也都是我接聽；老人家交代的事，也是我來辦。他明明身為兒子，卻彷彿沒事人一般。不只如此，連女兒前陣子在學校被同學欺負，也是我跟公司請假，急急忙忙地趕去學校處理。但他明明就在家！還好同事體諒，願意幫忙；謝謝主管開恩，能夠通融。明明先接到老師電話的是他，他卻告訴老師，『我再轉告媽媽』，彷彿孩子不是他生的一樣。

「一個家庭裡，可以兩個人都不成熟嗎？可以兩個人都不負責嗎？他對家庭沒責任感，不想面對，只想逃避。我不扛，行嗎？我不扛，誰來扛呢？

「而且，爸爸、媽媽年紀都大了，還要他們操煩，還要讓他們擔心嗎？我不能這麼自私。當初這個男人是我選的，是我願意交往的，又不是別人逼我嫁給他的。我要負責啊！」

她的生氣看起來是針對我，其實是針對她內心的自責，還有對自己的憤怒。那個在婚姻生活中多麼努力、多麼用功，但是卻屢戰屢敗後，反覆折磨的揪心和苦痛。

惱怒，來自多次挫敗後的痛苦、無力，還有無助。

離婚，有那麼容易嗎？

她也曾懷疑，若要因為這種原因離婚，似乎又太小題大作，畢竟他不嫖不賭，也有工作。只是，完全不溝通，沒有任何情感的交流，兩人住在一起，完全就是室友關係。起初，她也曾對一兩位好姊妹訴苦，她們卻告訴她，婚姻不就是這樣，哪還有什麼心有靈犀、體貼關心？那是婚前才可能會有的好事。

離婚，沒有那麼容易。雖然離婚率愈來愈高，離婚的人愈來愈多，但這並不代表社會對於離婚的人，能夠平等看待，尊重你的選擇；能夠不貼標籤，不唱衰詛咒。尤其，有多少失婚後的婦女，連娘家都不見容！

還有，離婚會讓親朋好友、左鄰右舍有多少莫須有的聯想？被他們貼上多少標籤？

「應該是你沒有恪守婦道，沒有生到兒子。」

「不然就是你廚藝不精，才沒有抓住男人的胃，進而抓住男人的心。」

「再不然，就是你工作表現太好、性格太強勢，讓男人沒尊嚴，沒自信」……

電視上那些專家都是這樣說的，夫妻關係出問題，兩個人都有責任，也就是兩個人都有問題，都有錯。包公還沒辦案，你就已經被打了一百大板。

用力擠出的微笑憂鬱

微笑憂鬱的人會經驗到的一個困難是，他們不僅害怕，也相信，親友將無法設身處地了解自己的感受，而那些帶來痛苦的事件及壓力源，親友也幫不上忙。於是，痛苦的情緒重擔、婚姻生活的壓力與教養孩子的責任，都只有她自己一個人默默地扛。

他們害怕如果表露憂鬱及悲傷，會造成別人負擔；怕別人對自己失望，也怕自己對自己失望：「原來我這麼沒用啊！連照顧一個家，都照顧不好。」

甚至還會警惕自己，勉強自己，逼迫自己：「如果我有了放棄的念頭，就是一個不負責任的人，那麼我跟他也沒什麼兩樣。」

太陽每天從東方升起，地球持續運轉著，每一天沒有什麼不同。工作照常，生活依舊，還是可以帶著微笑，繼續工作。只是有關婚姻、丈夫的片段，再也不是與同事閒話家常時，會出現的話題及內容。

然後，偽裝久了，眼淚就再也掉不下來了。

卸下偽裝，你並不孤獨

眼淚是真的掉不下來了嗎？其實不是。在偶然的一個瞬間，內心會突然被觸動。有人拉到了微笑面具用來套在耳朵上，那條緊緊繫牢的棉繩。然後，面具頓時鬆脫、掉落，眼淚也就嘩啦啦地流下，如同午後雷陣雨般，氣勢磅礴。
那個無預期的瞬間，發生了什麼事呢？
可能是終於遇到一個能夠真正懂你、能夠同理到你內心深處的人；或者是聽到一段旋律、一段歌詞、一段文字，內心被深深地觸動了。

原來同類從來都不是少數，原來在這個世界裡，我從來不孤獨。
再也不用演了，終於可以哭了，而且是好好地，大聲痛哭。

眼淚就是能量，需要流動，更需要抒發。能夠哭，都是好的。
多哭幾場吧！嚎啕大哭吧！
用淚水把心底的泥濘，好好地沖刷。然後抬起頭，你就會看見太陽緩緩地升起，暖暖地發亮。

資優生的微笑憂鬱

▼▼孩子值得數字以外的美好和精采

這是一個讓人身心生病的時代。
這是一個讓人高度瘋狂的社會。

世界衛生組織（WHO）調查發現，全世界有三點五億的人受到憂鬱症所苦，到了二〇二〇年，它將成為身心失能的主要成因。

不僅如此，根據衛福部統計，台灣在二〇一七年，有將近兩百六十四萬人曾因為精神疾病造成的痛苦，而尋求醫療協助。台大精神科發表的「兒少精神疾病流行病學調查結果」則發現，高達百分之二十八點七的孩子，患有任何一種精神疾病；百分之三的孩子有自殺意念，百分之零點三則有過自殺行為。

這些研究結果及數據，令人毛骨悚然。憂鬱問題不容忽視，它必須從社會結構的角度來進行更加完整地了解，而非只著眼於個人層次因素。

讓人益發憂鬱的W型社會

過去對於心理疾病的成因，都當成是生理病變，或者是個人性格上的問題，例如自卑、懦弱、無能、低自尊、完美主義等。往往忽略了，「社會」是一個非常重大的影響因素。

現在不僅僅是M型社會，認真說來，根本是W型社會。

平民百姓、中產階級深陷谷底，再怎麼努力爬，都上不去。社會貧富嚴重不均，打開報章雜誌，看著電視新聞，豪宅、名車及奢華旅行，每個人都羨慕著，嚮往著。想要成為有錢人，甚至也會忌妒及推算著，那些有錢人似乎只要靠著祖產，透過投資翻倍再翻倍，不用辛勤賣命地工作，不用一步一腳印，付出自己的時間、體力及腦力，就能快速並且持續地累積財富。

換做是一般人，腳踏實地、勤勤懇懇地工作，時間換金錢，體力換住院，卻是愈工作愈累，而且還愈工作愈窮。為什麼呢？因為沒有充裕的心力和更多的時間，能夠自我增值與投資。例如學習其他能夠轉換跑道甚至斜槓、跨專業的技能；例如投入運動、持續健身，好維持良好的體力及耐力。更遑論最基本的休息及睡眠時間，那是精神良好的來源。於是，一般人的工作及人生，就是愈來愈灰頭土臉。

持續運轉下，身心壓力的重擔也就愈來愈大了。

為了生存，反墜入惡性循環

當一個人愈窮，就愈需要花時間去賺錢。而當他花更多的時間去賺錢，也就讓身體更疲憊，更沒有時間去做其他的學習規劃。連睡覺吃飯都隨隨便便，累到沾了床就睡，急急忙忙間只能隨意果腹，從早餐到晚餐都吃著超商的食物。

在如此高度壓力、時間緊湊及凡事講求效率的社會下，自己下廚烹調的時間都沒有了，哪裡還能有時間，好好地坐下來，跟家人相處呢？多半是家長回到家，孩子已入睡。即便難得有相處時間，要能平心靜氣地交談、分享近況及心事，根本就是童話裡的傳說，教養書裡的神話。

因為高度競爭的社會氛圍、高速運轉的工作型態，已經把我們的心理資源，把我們原有的耐性及好脾氣都耗竭殆盡了。剩下的，只有滿腔的怒火及不耐煩，一點小事就發飆，看什麼都不順眼。

「這次數學段考，怎麼只有考八十九分？」
「這麼簡單的題目，為什麼都學不會？」
「都幾點了，你怎麼功課還沒寫？」

於是，親子關係時常產生衝突。一個只會問成績，一個開口要補習費。親子之間沒有情感的交流，都是數字的交會。持續地日漸疏離，隔閡加深。孩子在學校的近況，還有內在的情緒感受，不是一知半解，而是毫不了解。

菁英主義下，資優生的微笑憂鬱

在這樣的社會裡，不只大人很辛苦，孩子也很辛苦。成績導向的升學主義下，父母總在擔心子女跟不上進度，期望孩子最好能超越進度。台灣教改了這麼多年，總是匍匐前進，萬分辛苦，即是因為內心及骨髓裡的菁英主義並不曾消退。挖掘天賦、尊重個人興趣發展的思維，只是嘴上說得好聽動人。

在我成長時期的聯考年代，到現在都過了二十年，不斷修改教材內容及考試制度，學生的壓力並沒有減輕，反倒還愈演愈烈。

前陣子，我在學校進行心理治療工作時，有位學生成績優異，但卻人際關係疏離。我永遠記得，他是這樣對我說的：「為什麼要交到好朋友呢？我們不是競爭的對手嗎？」

這句話令我意外，也讓我感到心疼及悲哀，不禁想著，究竟是他太世故，還是我太天真了？

孩子們的眼睛是雪亮的，他們都看得明明白白。

為孩子守護數字以外的美好

成績至上的菁英主義、升學導向的價值觀，讓全數學生都同等辛苦，也讓所有人感受到更深沉的孤獨。因為彼此都是競爭關係，沒有互相支持、協助、合作及團結。同儕之間，彼此是彼此的敵人，當然讓人更加憂鬱和焦慮。

拉姆絲指出，微笑憂鬱症的人，明明心情很低落，但卻成功地把憂鬱問題隱藏起來，這類的人很有可能會選擇自殺。而他們也經常預期自己會招致失敗，對於可能經驗到尷尬、羞辱的狀況，格外地敏感。

因此，資優生更難面對、真正接納「可能」考不好的自己，因為那是羞辱的證明。雖然他們平時成績都數傑出，也表現優異，客觀看來，沒有心情不好的理由，但他們所擔心、焦慮以及憂鬱的，是持續困在心裡，有可能發生，但是根本沒有發生的未來。

除了重度憂鬱症的族群，其實世界上，甚至你我周遭，有很多人都是面帶微笑，卻讓人完全偵測不到背後的自殺危險訊號。這樣的微笑憂鬱族群，需要有人幫助，也需要更早被看到。

我很喜歡世界經典名著《小王子》裡面的一段：大人總愛數字，告訴他數字以外的事情，他們不了解，也不在乎。

我想，這是所有學生心裡都會有的聲音，那裡面有著渴望被大人了解的期待。希望我們能在乎並看見，更多數字以外的美好和精采。

新女性的微笑憂鬱

▼▼拿掉「完美」的面具，你將更自由

她看起來很好。時髦亮麗、生活自主、經濟獨立的都會女子，完全符合這個新時代的女性典型，看起來過得自由愜意。以前是只羨鴛鴦不羨仙，現在人們更羨慕能一個人自由自在，快樂似神仙。

她無須倚靠男人來獲得經濟上的安全感；她也沒有結婚及家庭，沒有去滿足社會對於適婚年齡女子的期許：再不結婚就是大齡女子，結了婚卻沒當媽媽、生兒育女就是不完整的女人，這些框架及束縛都不存在，因為她並沒有選擇服膺傳統教條及權威，她選擇了要做她自己。

確實整體而言，客觀來看，她過得很不錯。沒有所謂的家累，沒有罹患重大疾病，

多數時間都可以做自己想做的事。工作就是她的生活重心，工作以外的時間，她可以去學習國標舞，可以去拉大提琴，可以去爬山，可以去攀岩，也可以自主安排一趟出國的遠行。然而，她還是感受不到快樂，多數時候也隱藏起了不為人知，沒有人能夠真正理解的憂鬱。

新女性的微笑憂鬱

她讓我回想起多年前，看了一部相當發人深省的日劇《戀愛偏差值》。故事第一章的主角，由中谷美紀主演，她飾演的是一位走不出失戀陰影，工作不太順遂，還有朋友落井下石的單身都會女子。劇中，她心中滿是痛苦及壓力，所以在沒有人看見的時候，就透過暴飲暴食，狂嗑麵包來緩解情緒及迴避痛苦。

前述的兩位女性都是單身。她們沒有三明治世代所謂的上有高堂要照顧，下有幼兒嗷嗷待哺，看起來，生活壓力應該是相對輕鬆許多。至於心情推論下來，也應該是很快樂，和憂鬱怎麼樣都沾不上邊，難以產生關聯吧？

然而，卻不是如此。

每個人都會有自己的落寞，優秀的人也會在邁向成功過程中，經歷種種不順遂及挫折。沒有人能夠事事順心，也沒有人可以點石成金。儘管在事業上相當爭氣，能夠獨當一面，主動開發及拓展版圖，一連開了好幾個據點，甚至成了傑出人士的代表，因而接受各大媒體專訪，還上了新聞。但，事業上的全力投注，是不是也代表了其他部分缺少了關注？甚至，那些部分正埋藏了不便為外人道的苦。

完美主義：「看不見」的潛抑

微笑憂鬱常見於完美主義傾向明顯的族群。完美主義的特徵，是建立一個不符實際、過度嚴苛的標準，並且不斷地追求；認為自己必須達成理想中的標準，最好還能夠超標，無視於結果可能對自己不利，甚至有所危害。

這樣的人，執行能力很強，目標完成度也很高。因為他們不會輕易地放過自己，認為自己必須完美，近乎苛求。一切吹毛求疵，只為了達成更好的結果。然而，這也帶來了憂鬱的可能性，因為他們會去放大自己沒做到、做不好的地方，並且把過程中已經出現的情緒訊號，提醒他身心可能已超載的指標，通通壓抑下來，加以否認、無視，甚至乾脆忘掉。

有些人可以知道，也能夠承認自己正在壓抑不滿的情緒，正在忍耐讓自己不舒服的人，正在勉強自己待在討人厭的環境。有些人則把壓抑壓進更深層的意識，連自己正在壓抑都沒有發現，仍舊是笑容滿面。所以他對於自己究竟壓抑了什麼，為何壓抑，從何時開始壓抑，都毫無所覺。

對於追求完美的人，他們更難發現的，正是自己潛抑的部分。

當微笑憂鬱發生在「完美主義」的他們身上

許多研究都已經指出，完美主義和飲食障礙有關。無論是厭食症患者，還是暴食症患者，他們在生活中的壓力及情緒上的痛苦，皆透過異常的飲食方式表達出來。

當然，不只飲食障礙的問題，包含酗酒、瘋狂購物以及各種行為的過度沉迷甚至上癮等，也都是憂鬱情緒的可能指標。關於憂鬱的表現，不只是哭泣，不僅是失眠，也不只是存在自殺意念，我們都需要更多的觀察及了解。

如同微笑憂鬱的定義，微笑憂鬱的完美主義者，能夠成功掩蓋住憂鬱的情緒，而且多數人在事業表現上也很成功。這說明了某方面而言，他們的能力很強，不然怎麼能在事業及其他層面上，大有斬獲呢？也因此，若他們真的打定主意，決心要結束生命，也可能就這樣地「成功」了。

他們的自殺，往往發生得毫無預警，令所有人措手不及。身邊的人完全沒有發現他早已微笑憂鬱，原來多數時候，他都在壓抑憂鬱，甚至潛抑所有讓他難過、痛苦的心事，潛抑到深深的谷底。他總是露出微笑，總是看起來很好，甚至是極度地好，以至於關心他的人難以及時發現，甚至提高警覺。

軟化自責的聲音

微笑憂鬱的人都有容易自責、過度自責的傾向，所以更難開口向他人表達自己的難處及問題。而過度自責就是扭曲的自省。

自省本意為善，我們要做的，是調整力道及方式。

當自責的聲音出現時，你並不需要立刻、當下、Right Now全部拿掉，因為基本上，你也做不到。但是你可以讓這些尖銳的話語，軟化一點點。你可以檢視自己，但不是苛責及批評；可以下次再努力，而不是這次失職，就認為自己罪該萬死。

跳脫「完美」的框架，你將更自由

追求完美的人，心中的敵手不是別人，其實是自己。對手再怎麼優秀，他頂多住在你隔壁，再怎樣，都不會住在你的心底，隨時提醒你要更努力，隨時提醒你必須更優異。更不會告訴你，多睡一分鐘就會輸人一公里。

這個世界不需要更多的成功。因為這些世俗認定的成功，多半都是假的，只是讓人一時風光，但卻失去更多，悔恨終生；都是讓人窮極一生在追趕，每天的生活環繞著三個字：忙、茫、盲。

從日復一日的忙碌，到了中場感到莫名的茫然，直到驀然回首，才發現一生活得好盲目，從來沒有回頭檢視自己，究竟在走哪一條路。

這個世界真正需要的，是更多的互助合作，是更多的信任、關心與情感交流。不是表面上和和睦睦，背地裡卻是競爭個你死我活。

不再追逐完美，不再用完美逼迫自己、勉強自己，那是對於自己、他人還有這個世界開始有了安全感，還有信任。完美是框架，更是侷限，沒有彈性的空間。

當我們真正地學會了接納自己，真正懂得什麼才是愛自己，不是用坊間的定義。你的美好，無須符合世俗的標準、社會的定義，當你能夠真正理解及體會，完美主義就沒有存在的必要，因為你的存在，已經很美，也是最美。

不擅表達的男性，難言之隱的微笑憂鬱

▼▼男性往往成為憂鬱症黑數

「我怎麼說得出口，我的兒子想要學隨機殺人魔?!」

他難掩一臉疲憊地說，四年前的他，每天都想要跳樓。因為他的兒子從小就被發現有發展遲緩，還合併多重障礙，說是智能不足，不太像；說是亞斯伯格，能力也不好。已經升上國中的他，生活方面無法妥善自理，總是散發出濃厚的異味，看人的眼神總是怪異，有時還有攻擊性；對於感興趣的事物相當專注，甚至過分執著，時時要爸媽滿足他的需求，一生氣就會拿刀片割壞家裡的沙發、窗簾、壁紙、衣物，還會把弟弟的書撕得稀巴爛，接著丟進馬桶沖掉，一頁都找不到……

別人看他好風光，誰人知道他內心滿是風霜

也許是祖宗庇佑，加上他年少肯拚，相較於五十歲的同儕，他很早就退休了。他國中開始就半工半讀，身兼多職，存了一筆錢後開始學理財，學投資，靠著父親留下的一筆錢加上自己的積蓄，從小套房開始投資，到了後來一間又一間，現在的他有好幾間套房可以收租金，經濟無虞，收入穩定。平時他可以學國畫，學薩克斯風，閒來還可以跟三兩朋友相約爬山、下五子棋。前提是，如果他沒有這個兒子。

因為他的兒子時常出事，三不五時就會接到學校老師的電話，說兒子在學校又闖禍了。不是偷摸女同學的屁股，要召開性平會，就是覺得哪位同學欺負他，把他弄哭了；再不然就是兒子冒犯到其他同學，同學的家長告狀到學校來了。此外，只要兒子情緒上來，就會不見蹤影，躲在某個角落，老師先是廣播接著出動人力尋找，遍尋不著又擔心，只好急忙通知家長，商請到校處理。

幸，也不幸，若不是他無須工作，哪能時時待命？

不僅如此，即便回到家也要時時看著，不時安撫。過去有好幾次，兒子跟相差五歲的弟弟玩著玩著就起了衝突，只見大兒子盛怒之下轉身去拿菜刀，他瞥見的瞬間嚇到腿軟，立刻上前勸架，趕忙安撫，同時使眼色讓太太把小兒子帶開。

誰家兄弟不是在吵架打架中長大，有什麼大不了？但是他的大兒子不一樣，有攻擊傾向，而且說不聽，難以接收、理解及整合外界訊息，甚至還會曲解。看到電視新聞裡的隨機殺人事件，就說自己要學，而且還接連說了好幾天，讓身為爸爸的他驚慌恐懼到夜不成眠。

怎麼教？如何教？他學歷不高，但很好學，會自己找書來讀，上網蒐集資料。接著他嘆了一口氣說，教養書都是寫給一般家庭看的，他需要的不是這些，這些一點用處都沒有。他好怕有一天，大兒子會傷害弟弟。

曾經有親友勸他，不如就送去山裡面的療養院吧！但他怎麼做得到？怎麼放得下？那是他自己的孩子啊！含辛茹苦，把屎把尿、親手帶大的兒子啊！要他送去跟一堆精神病患關在一起，度過餘生，他怎麼捨得！

就這樣，他每天活在擔心、焦慮及恐懼裡。他擔心孩子的未來，但不是關於升學，而是安置的問題；焦慮自己力有未逮，是不是做得不夠好，做得不夠多，接下來還能怎麼辦；也恐懼會不會有其他家人或者無辜人等被兒子傷害。

他能不憂鬱嗎？當然憂鬱，可是他能跟誰說呢？他沒有工作壓力，也沒有婚姻問題，多數人已是羨慕得緊，所以就算說了，也沒有人能真正同理。而且，說了也沒用，因為這是永遠無解的天大難題……

男性往往成為憂鬱症黑數

許多報導及研究都指出，憂鬱症患者當中，有六成五是女性。但其實我們必須看見，台灣的男性相當壓抑，他們若是遇到挫折、困境及有心事，多半不會主動訴苦，更不會主動尋求協助甚至是就醫。

許多女性都會找好姊妹訴苦，光是LINE的閨密群組就有好幾個，會去上心靈成長課程，會組讀書會的，也多半是女性。男性呢？不是沒有，只是相對少見。

換言之，男性是龐大的隱形憂鬱族群。

那麼男性都去做什麼了呢？下班後來喝一杯吧！小酌倒是沒事，但多的是喝酒喝到了酒精成癮，或者先用線上遊戲轉移注意力，卻不知不覺就沉迷下去。他們否認情緒、壓抑情緒，甚至將情緒完全隔離，當作沒這回事，安慰自己也欺騙自己，一覺醒來就會沒事。

但，真能沒事嗎？

問題依舊存在，情緒持續累積。那些他以為承受得住的，以為都會過去的，到了轉不過去的瞬間，整個人就垮掉了，就崩壞了。

此外，自殺死亡成功的，以男性居多；企圖自殺的，女性居多。全國自殺防治中心公布的最新統計中，進一步分析性別後發現，男性自殺死亡人數是女性的兩倍，他們採用的自殺方式前三名為上吊、燒炭及喝農藥。換言之，男性不太會主動透露、傾訴及尋求協助，選擇自殺的方式也往往更加激烈，毫無挽回的餘地及空間。

磨難與考驗，蛻變的契機

前面的故事中，那位爸爸後來怎麼從四年前每天都想跳樓的狀態，走到今天的呢？

他說，還好有妻子及小兒子陪伴他。雖然大兒子是無解的難題，也是他最深的牽掛，所幸他跟妻子感情甚篤，相處融洽，極少吵架，加上他又是一家之主，妻兒都需要他。從下定決心要活下來的那一天起，他想，也許他們父子的緣分就是比較深，他的大兒子永遠不會離家，也無法離家，他將會永遠照顧他。

不是有段話是這麼說的嗎？「愈聰明的孩子離家愈遠。」這段話是許多父母表面的榮光，暗自的辛酸。他想他這輩子，不會全然經驗到這份辛酸，因為他的大兒子永遠需要他，都會在他的身旁。

最後他問我：「心理師好考嗎？要不然，我也來讀個心理研究所吧。」他想，有發展遲緩孩子的家長們，多麼需要幫忙，多麼需要這個社會的理解、接納及體諒。

愛是包容，但是道阻且長。

包容來自於真正的理解，才不會因為恐懼而心生誤解。磨難讓人渴望解答，考驗讓人學習成長，蛻變而成更有力量的他。

三明治世代的微笑憂鬱

▼▼責任不只是壓力，更要看見背後的意義

一回到家，脫掉高跟鞋，衣服還沒換，直接就倒下。

她原本只打算在沙發上坐一下，卻累到在沙發上睡著，耳環還沒拿下來，臉上的妝還沒有卸。這時候，突然有人來到她的身邊，輕輕搖醒她。原來是她就讀小學五年級的寶貝女兒，寫完功課的現在，想要跟媽媽聊聊天，說說話。

一回到家，脫掉鞋襪，領帶還沒鬆開。

他原本只打算在沙發上坐一下，誰知道媽媽一通電話打來，說老爸住院了。電話裡慌張焦急的聲音，讓他立刻打起精神，一邊安慰著媽媽，一邊想著接下來要怎麼安排

請假，主管會不會同意，手邊的專案進度，尤其是跨部門合作的部分，現在進展得怎麼樣了；若是請假，職務代理人會是哪位同事，可靠嗎？腦中飄過更多的待辦事項。接下來，他還要去醫院輪流接替，照顧爸爸。

微笑憂鬱的人，往往也是非常有責任感的人

工作壓力很大，養兒育女的責任及壓力更大。因為必須騰出原本屬於自己的時間，甚至是犧牲自己僅存的時間，從此沒有優質睡眠，要拚命工作賺錢，要為孩子把屎把尿，看前顧後。原本可以跟朋友喝下午茶或逛街，去接睫毛、做臉或做個優雅華麗、bling bling的光療指甲；跟好兄弟相約打球、爬山，組隊玩線上遊戲。但現在，閒暇的日子、從容的生活節奏，恍如隔世。

從孩子呱呱墜地開始，你完全沒有了屬於自己的生活。不僅如此，你來到青壯年，爸爸媽媽的年紀也大了，身體開始出現退化，可能有慢性病或者突發狀況，需要你來照顧及幫忙。

即使成長過程中，你對於父母的教育方式及管教態度有許多怨言，心中也留下了不

少陰影及傷痕，但是再怎麼說，當初也是他們克勤克儉、含辛茹苦才把你養到這麼大，沒有功勞，也有苦勞。尤其現在的你，也身為人父人母，有些事你開始能夠體諒，將心比心；有些恩怨情仇、前塵往事，你也同時學著努力把它放下。所以，當父母需要你，你二話不說，當仁不讓。父母的事豈能耽擱？尤其攸關健康，當然必須一肩扛下。

但事情卻怎麼做也做不完，怎麼做也做不好，問題還一來再來：都這麼努力了，爸爸的病況怎麼會沒有穩定下來，甚至是愈來愈壞？怎麼孩子會在學校惹事闖禍，或者被同學霸凌，直到出了大事才被學校通知？為什麼一開始，孩子沒有對你說？……

於是，你忙上加忙，恨不得自己能有三頭六臂，巴不得自己能有好幾個分身，甚至忙到很想往生。於是，你所有的時間、心理餘裕及體力，都用來滿足其他人的需求，還有用來負責。

為責任賦予新的意義

這些忙碌來自於責任，一個又一個「非你不可」的責任。

面對責任之所以讓人感到痛苦，是因為我們多數時候感受到的，是責任帶來的壓力。壓力來自於外界的要求，與你現有的資源、能力有著明顯的落差。在這個落差裡，我們會感受到焦慮，但我們也會努力動用自己的資源，來提升自己的能力，處理這段差距，拉高到相同水平，甚至提升到更高的水平，進而解決掉壓力。

但如果差距持續存在呢？也許是可用資源不夠，也許是自己的能力提升太慢，或者問題一直一直來，解決完第一個，還有第二個，接著還有第三個……這樣的話，要如何讓持續到來的壓力及負擔停下來？

除了責任帶來的壓力感受之外，絕大多數受責任綑綁的人，幾乎找不到，也感受不到責任背後的「意義」。意思是說，養兒育女、照顧父母的責任背後，有什麼珍貴的心理意義？這需要我們看見及認識，並且刻在心底。

從責任中學習，與自己和解

想想看，責任就只是負擔而已嗎？

責任其實也讓我們擁有了跟爸媽相處，跟兒女交心的黃金時刻。

而在相處上，那些習以為常的態度及口氣，我們也獲得了修正及調整的機會。這些正是我們時常忘卻，卻是最珍貴的東西。

重新找到責任的意義之所以重要，是因為你會發現，在養育兒女的負擔及辛苦過程中，自己竟然學習到了很多，甚至在教養兒女、彼此嘔氣的過程中，你能夠探索、發現、認識、修復，並療癒了自己當年在原生家庭裡的成長傷痛。

你可能曾經因為調皮搗蛋，就被父母禁足；你可能曾經被父母誤解，遭受到莫名其妙的體罰；你可能曾經被父母苛求課業成績，讓你發下宏願，或者是立下毒誓，今生絕對不能成為這樣的父母，讓孩子在成長過程蒙受陰影而傷心。或者是你曾經在國中時期，被父母反對談戀愛，甚至被父母偷看日記，讓你提醒自己，只差沒有在手背上刺字，要學會注重孩子的隱私，因為他們跟你我一樣，不是誰的財產，都是獨立的個體。

你會去調整標準，不去複製上一代的模式，成為高要求的父母。

原本都是少一分打一下，為什麼是八十五分，不是九十五分？為什麼練習過的習題，還會出錯？為什麼吃飯吃這麼慢，還一邊在玩，你這樣有時間寫功課嗎？上禮拜鋼琴老師教的曲子，你練好了沒有？以上這些提醒、嘮叨和逼迫，不會出現了。因為這時候的你，深刻明瞭你和孩子的關係，還有孩子的內心世界更重要。

這不就是責任背後的意義嗎？也是最珍貴的自我成長，它讓你再次回顧了成長過程中的點點滴滴。當你看見責任及壓力背後的意義，都是再一次跟自己和解，療癒當初那個痛苦、難過、委屈及傷心的自己的契機。並且，還能把這些讓你重新回顧，進而醒覺的提醒，運用在你和孩子的關係裡。

面對父母也是一樣。照顧父母的需求確實辛苦及痛苦，卻也讓我們終於看見了父母親會老，而不是活在永恆的中年時空裡：那是父母留在我們心中的樣子。以前總是一通電話，五分鐘內搞定，現在終於能好好地說說話，也能仔細地看看他們了。

我們會因為責任而焦慮及憂鬱，甚至是微笑憂鬱。

但我們也會因為責任背後的意義，真正地認識生命的意義；對你所愛的人，對你重視的人，表達關心及謝意。

同志族群的微笑憂鬱

▼▼何苦非要突破同溫層？在舒適圈好好生活，也很好

「同性戀就是死變態！」

他原本是輕快地走在路上，無意間看到路的另一端，集結了反對同性婚姻的洶湧人潮。他隨即默默低下頭，加快步伐，只想要趕快離開那個讓他腳底發麻、打從心底發寒的現場。

從小到大，他的學業表現都跟弟弟一樣，學校方面的事，不需要爸媽擔心煩惱。他不用大人催促寫功課，自己就會乖乖認分地寫好寫完，接著才去玩耍。到了青春期，他跟弟弟開始有些不一樣了。最明顯的不是外型及身高，也不是學校的表現，而是弟

弟喜歡的是女生，他喜歡的是男生，也就是跟自己相同性別的人。

有天，不知怎麼地，這件事竟然被爸媽發現了。爸爸怒不可抑，摔了遙控器，接著拍桌子大罵：「我沒有這樣的兒子，我們家怎麼會出現這樣的人！」媽媽則是在一旁哭天喊地，不斷說著：「一定是因為神明在懲罰我們，不然兒子怎麼會這樣！我不是這麼教的啊，我怎麼對得起列祖列宗！」

無論爸爸或媽媽，都不能接受自己的兒子喜歡男生，以後交往的不是女朋友，而是男朋友。只有弟弟安安靜靜地不多說，因為弟弟也幫不上忙，年紀輕輕，人微言輕的他也不能多說什麼。

後來他繼續升學，出社會，進入職場。每間企業及公司的文化不同，不同產業及領域的氛圍不同，有些格外保守，有些則能尊重不同，彼此包容。他發現他只能當獨行俠，在偌大的公司裡，沒有他能輕鬆自在的地方。因為他發現，其實爸媽的反應並不奇怪，雖然很多人都說現在的社會開放多了，但其實並沒有。

最早的他，中午休息時間還會跟著同事去員工餐廳吃飯，直到同事們談論起對於同志的看法，有人這樣說：

「我支持婚姻平權啊，只要我的孩子不是同志就好了。」
「我是沒有特別的意見啦！只是覺得喜歡同性，應該不太正常吧。」
「這樣人類怎麼會有後代呢？絕子絕孫了吧！」

同志的微笑憂鬱

其實他從小到大聽過的，比這些狠毒殘忍的還要多更多。這些語言，包裹著貶抑的成分；這些思想，其實就是無法接納同志，也是排斥、厭惡、反感，且視同志為異己的最好證明。

微笑憂鬱的人，往往也是貼心細膩的人。他們不想造成別人的負擔，不想讓自己生活及情緒上的重擔，拖累了別人，影響了旁人的好心情。所以，多數時候的他們看起來過得不錯，各方面都有好表現，工作平步青雲，待人總是和氣圓融。在同志族群中，尤其不少人都體貼入微，跟他們聊天，往往比異性戀朋友更加細膩敏銳，讓人感到溫暖及被關心，貼心貼到心坎裡。

然而長年下來，外界那些積非成是的觀點，讓同志族群活得愈來愈糾結，甚至還得忍氣吞聲。

雨果說過：「人們能抵抗軍隊的侵襲，但抗拒不了思想的入侵。」同志時常要聽著這些惡意的謾罵、子虛烏有的揣測及莫須有的聯想，每天聽著反同族群的聲浪，看著電視又播了罹病的相關新聞，他們彷彿被人無聲指責著：「就是你們，都是你們！」

他們從小就不能告訴別人，而要把這個祕密埋藏在最深層的心裡面，因為說出來不會只是「羞羞臉」這麼簡單的回應而已，而是會被貼上「死變態」、「不正常」、「有病」等標籤，甚至產生跟疾病相關的聯想，彷彿他或她有多麼汙穢，他們或她們的愛情必須要遭天譴。

可是，他們做錯了什麼呢？不過就是喜歡一個人，這麼美好而純粹的一件事。沒有掠奪，沒有壞心眼。他們只想要被社會接受，被家人祝福，能夠愛得沒有憋屈，同樣享有愛的自由。

在同溫層裡好好生活，在舒適圈裡怡然自得

現在很流行的幾個名詞，其中一個就是同溫層，另外一個就是舒適圈。多數人對於

同溫層及舒適圈的觀感都是接近負向，彷彿就是消極、不上進、井底之蛙的標籤。然而，關於同溫層，我突然有了新的感悟。

那就是：為什麼人非得要離開舒適圈？為什麼不能生活在同溫層呢？

如果是為了能力的成長，瓶頸的突破，也就是把它定位在「學習」之用，還有破除長年迷思及因循思考的框架，那倒是無可厚非。可是對於微笑憂鬱的族群，或是容易被射冷箭、遭人惡意攻訐的同志朋友們，應該要好好地待在同溫層，因為那裡面有能夠懂你、關心你和支持你的人。

你無須孤身一人去跟大環境對抗。那些拒絕了解別人，無法尊重異己的人，會讓你日益枯萎。

畢竟，生活在批評指責的世界，身邊充滿惡意攻訐的氛圍，誰能感到不痛苦、焦慮及憂鬱呢？行有餘力時，再離開舒適圈、走出同溫層，才能打造更大的舒適圈，創造更厚的同溫層。

設定時間：不讓感官超載，不讓能量浪費

不夠重要的人事物，請刪除再刪除，不要留下來。

改變大環境根深柢固的價值觀及信念，需要時間及共同努力。那麼現在的我們，就是認真篩選及過濾，可能影響我們情緒，折騰起伏，無法平靜的刺激。

我們都知道要設下自己與他人的界限。坊間已經有非常多的書籍，都在強調人際關係裡界限的重要性。可是能完全不接觸，完全迴避嗎？當然不容易。所以，對於那些來消耗你能量，占用你心理餘裕，耗用你心力、腦力及體力的人，你做不到最徹底的斷捨離，那麼至少要「設定時間」。

想想看，你打算也願意開放多少時間，去聽那些人說話，吐苦水。簡言之，讓他們麻煩你。還有，你準備安排多少時間，去接觸可能讓你不舒服的刺激。例如，必須去到一個不太歡迎同志朋友的社交場合及飯局。

當然，更好的是，你了解自己的狀態，尊重自己此時此刻的需求，勇敢地表達自己的立場，進而說出：「現在我累了，你的事情我很關心，但目前我需要休息，或許過幾天再說。」或者：「如果你準備好，要找出有建設性的解決辦法，我們可以另外約

時間；如果只是想抱怨，請找別人。」

不讓憂鬱堆積和蔓延，必須覺察到自己的感官，是否因為那些外在人事物的耗損而超載。不被過度耗損，你才有能量回過頭來，看見自己、認識自己及照顧自己。

對付沒完沒了的吸血鬼，需要十字架及大蒜；面對耗損你能量及心力的人，需要真正的勇敢。

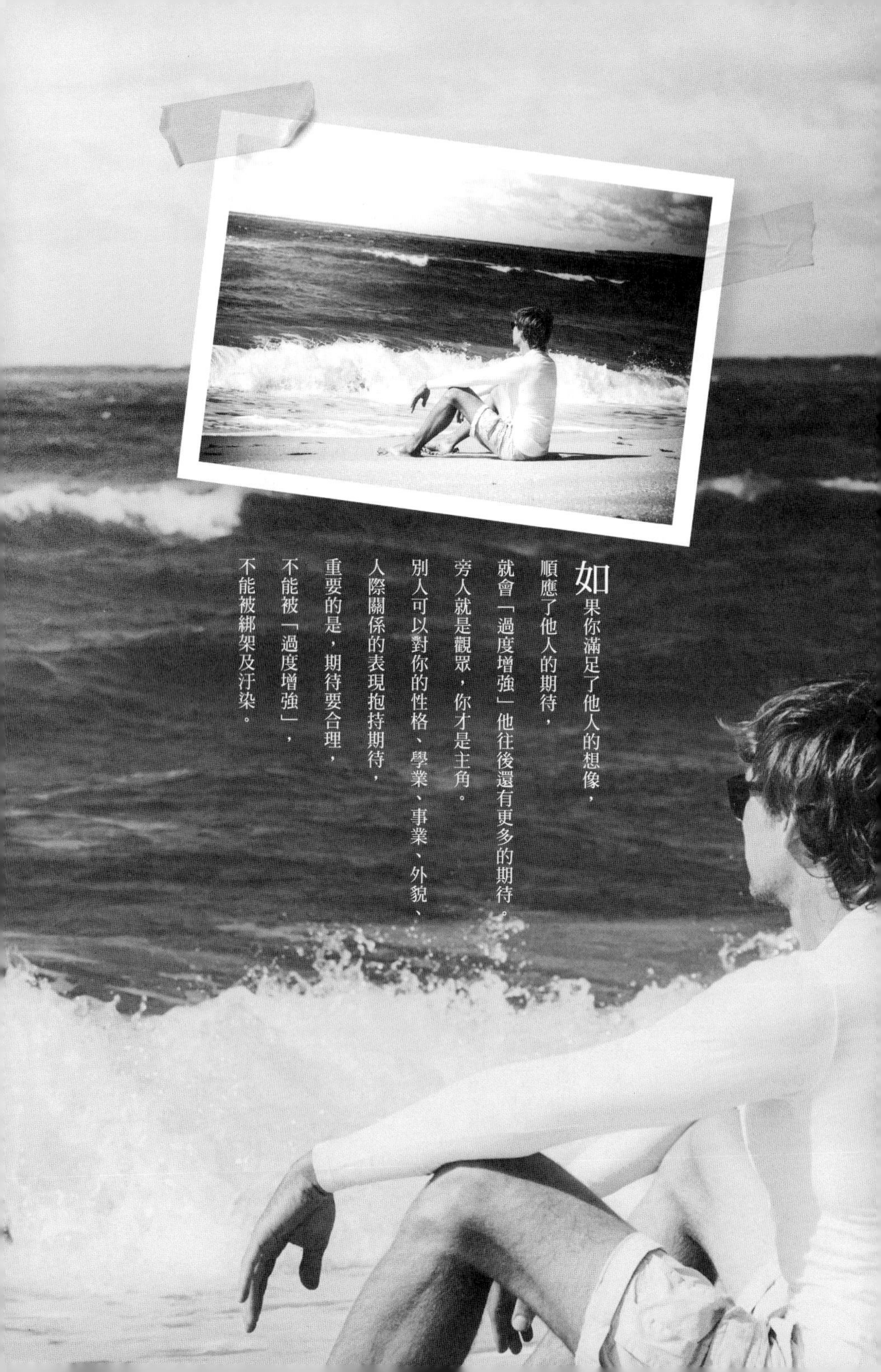

如果你滿足了他人的想像，
順應了他人的期待，
就會「過度增強」他往後還有更多的期待。
旁人就是觀眾，你才是主角。
別人可以對你的性格、學業、事業、外貌、
人際關係的表現抱持期待，
重要的是，期待要合理，
不能被「過度增強」，
不能被綁架及汙染。

創業老闆的微笑憂鬱

▼▼了解尖角效應，不再微笑憂鬱

踏上創業這條路，你就是老闆了。身為老闆，你必須時時滿足客戶的要求，符合員工的需求，這些全部都會變成日日夜夜、分分秒秒縈繞在你心頭上的「自我要求」。

客戶有哪些要求呢？產品要好，價格不能太高；要有售後服務，提出問題必須即時回覆（小編好忙），不滿意還要能退貨。遇到好客人，是萬幸；若是遇到奧客，只能拚命嚥下這口氣。因為生意難做，因為環境險峻。你所背負的不是一份薪水，而是整間公司上上下下，所有員工的薪水，而且員工還要養家呢！於是，你愈是體貼，愈是疲於奔命。

員工有哪些需求呢？三節福利要有，休假也是應該的。員工旅遊不只要出國玩，最好還要能跨出亞洲。因為好員工就是良材，可遇不可求，既然遇到了，就要把他留下來。那麼不好的員工呢？臨時請假，甚至當天才告訴你，他不來上班了，接著就是要你自己想辦法。事後想找他好好面談，他也許是誤解了你的意思，又或者是性格偏差，反而去各大論壇留言、發文，影射自己的公司及老闆是「黑心企業」、「知人知面不知心」、「假面老闆」……

你百口莫辯，因為你難以求證，也不能為了自清召開記者會。社會大眾已經悄悄地幫你對號入座，進一步影響了你的公司及事業。

創業家的微笑憂鬱

社會經濟結構變遷，愈來愈多的人不再是子承父業，因為許多行業都已經進入夕陽末路，甚至已經完全消失，再也看不見。

還記得小時候，每天傍晚會經過家門前的麵包車，還有擴音器持續傳來「甜粿、紅龜粿、菜頭粿、肉燥粿」的餐車，以及販賣五金、衛生紙等家用品的車會經過。兒時的我，聽著聽著都會背了，然而這些叫賣聲，現在幾乎再也聽不見。

不僅如此，以前被視為鐵飯碗的軍公教福利大幅縮減，接著流浪教師出現；加上物價只會上漲，靠公司吃飯的人，只能領著永遠一成不變的薪水……林林總總現象，都讓懷有危機意識的人，開始想要創業。

然而，哪種人容易被人貼上聰明的標籤呢？其中一種，就是創業家，也就是老闆。他們看起來很有能力，聽起來很夢幻，別人看他們的人生，都像是在看偶像劇。但只有創業的人心知肚明，一切看似呼風喚雨，實則篳路藍縷。

他們心中，飄過的其實是這句：「別人的人生，看起來都是偶像劇；自己的人生，怎麼演都是鄉土劇。」

月暈效應與尖角效應

這是一個鍵盤殺人的時代，一句負評就會影響甚至重創企業形象。能不憂鬱嗎？很難。但囿於你是老闆，身兼企業形象，也只能面帶微笑，繼續向前。

為什麼只是一句負評，後續影響卻會這麼大呢？我想起心理學的兩個名詞，比較耳熟能詳的，是「月暈效應」（Halo Effect），但這裡所發酵的，是「尖角效應」

（Horns Effect）。

我們對於他人的認識，首先都是根據第一眼的印象，接著再從這個印象繼續擴大，以此做為推論的基礎。簡言之，就是以偏概全。

以公司的新進員工來舉例說明：

月暈效應是，當我聽到他是常春藤名校畢業，是高材生，那麼我就會推論他是一個聰明機靈、勇敢、負責任且優秀的人，也就是有著全面擴散的好印象。

而尖角效應是，如果他在第一天上班遲到了，明明我跟他素未謀面，也不曾共事過，我卻很有可能因此推論，他就是個不負責、不用心、不夠嚴謹的人。

換言之，一開始有好印象，就會成為別人心中的好人。但如果一開始是壞印象，那麼就會被其他人腦補、自行多做想像及延伸，產生相關的負面特質，成為一個不可信賴的壞人。

打破既定印象，停止以偏概全

我們對於他人的認識及印象，都是如此形成的。更遑論刻板印象的作用，一旦既定印象形成了，往後就不容易鬆動及改變。這也是微笑憂鬱不容易讓人辨識及察覺的部分原因：如果一個人給人的外在形象和印象是開朗、陽光、樂觀、正向、積極、幽默及討喜，那麼你對他的印象，往往就不會有陰鬱、悲觀、焦慮、沮喪等被歸類於黑暗面的特質，彷彿這兩大類特質無法並存一般。

也因此，自殺憾事發生時，很多人的反應都是：「好意外」、「怎麼可能」、「不可思議」、「我不相信」。

別忘了，太陽與月亮，都存在同一個宇宙之中。樂觀與悲觀，正向與負向，積極與消極，也可能同時存在於同一個人身上。

認識自己，才能在事業與人生裡雙贏

「無知的人並不是沒有學問的人，而是不了解自己的人。」這段來自印度哲人克里希那穆提的話，真是醍醐灌頂，也是最好的提醒。

心理學總是不斷強調一件事的重要性，甚至可以說是最重要的事，那就是「了解自己」。我們終其一生都在持續地面對、探索及認識自己。了解自己，不分性別，不分年齡，不分族群，也不管你的社經地位是高還是低。甚至社經地位愈高的人，愈需要了解自己，以免聰明反被聰明誤，所有的努力到了最後，只是徒增唏噓。

能夠創業，能夠經營公司的人，都是願意思考未來，並且能夠獨當一面的。你的能力不該只是用來開創、經營事業，更重要的是用來幫助自己，過好這一生。想想看，在事業上當個贏家，卻在人生裡成了輸家，不是很冤枉嗎？

創業的人，往往都是勇敢走出舒適圈的人，願意離開朝九晚五、看人臉色的工作；願意從零開始，從基礎做起，規劃自己的職涯，開創自己的事業。那麼，還有什麼不能面對呢？

你可以了解產業脈動，可以了解市場趨勢，那麼了解自己，只是願不願意而已。你不是沒有能力，而是沒有意願。

能力需要花時間打造及鍛鍊，意願卻是一個覺醒就可以。

尖角效應讓創業的人，讓身為老闆的你，必須無盡追逐KPI，日夜煩心企業形象，帶來看不見盡頭的焦慮及憂鬱。唯有透過了解自己，才能看見自己是如何一步步地陷入憂鬱，也才能更早發現，憂鬱已經如影隨形。

願我們在事業及人生裡，都是雙贏。

空巢期的微笑憂鬱

▼▼終於照顧兒女到長大成人，卻失去了人生的目標

職場拚搏多年，他終於在事業上站穩，掙得一番地位；她用心經營家庭，終於照顧兒女到都長大離家，不愧為一名好母親。

明明一個階段的任務總算大功告成，但他們卻都因為突然不知道自己的下一步該往哪裡去，內心彷彿空了一個大洞。

他感到空虛，但難以名狀；她感到憂鬱，卻難以啟齒。

因為對旁人而言，他事業有成，是上市公司老闆，公司股價兩百以上，怎麼可能憂鬱？她高眺美麗，老公疼愛，還有兩個可愛的孩子，是不是在無病呻吟？

如何定義「憂鬱」？

多數人對於憂鬱的認識，多半停留在「看起來」有明顯的情緒低落，時常落淚，對許多活動都感到興趣缺缺，無法感到開心；活動量減少，如果可以就整天待在家裡，足不出戶；體重會一直往下掉，愈來愈瘦弱。睡眠狀況也變得很糟糕，可能是失眠，或者過度嗜睡；總想要窩在床上，反覆出現死亡相關的想法等。

確實，精神疾病診斷準則手冊第五版（DSM-V）中，對於憂鬱症的診斷及描述，就如同你我所想的一樣：很明顯的悲觀、哀傷、痛苦、難過及喪失社會功能，無論是工作還是生活自理能力。這也是多數人對於憂鬱症的認識。但是，微笑憂鬱的表現形式，出乎我們原有的理解及認知。

微笑憂鬱的他們看起來都很好，甚至好得不得了，沒有明顯的、具體、客觀的壓力事件，甚至在人群之中，都表現得很愉悅，還能讓你破涕為笑，逗你開心。換言之，他們有良好的社交能力，跟親人及朋友相處融洽，不是孤僻的一分子。甚至，他們還有優異的工作能力，職場表現出色亮眼，業績都是前幾名，甚至身為ＣＥＯ，運籌帷幄樣樣行。

那麼，他們究竟為何憂鬱呢？

對於任何事件、狀況乃至於症狀，我們總習慣找出原因，找出「合理」的解釋，彷彿沒有原因，就不構成憂鬱，也不能夠憂鬱。問題是，每個人都是獨立的個體，在意的項目都不同；即使相同，也會有不同的情緒感受及反應閾值。會讓他感到憂鬱的事件，不一定會造成她的憂鬱；會讓我痛苦難受的挫折，也許對你而言是舉重若輕。

每個人的憂鬱表現都不相同，就算有相似或重疊處，也不能一概而論，一言以蔽之。

將複雜的問題過度簡化，是人性，因為能減輕認知系統的負荷。然而，這會讓我們看不見，原來每個人的內心世界，都是一個獨一無二的小宇宙，各有各的豐富，各有各的浩瀚。

看得見的，都好辦；看不見的，最不容易處理。沒有深入剖析及認識，你從來不認識她，他也從來不了解你。更重要的是，其實我們都不了解我們自己。

有一種憂鬱，是生命意義的喪失

曾被選為全美十大成長導師的威廉・布瑞奇在《轉變之書》中提到，「人生不是一條通往成功的直線，而是一連串螺旋式上升的迴圈。」意思是，每到不同的人生階段，你都會在目前這個階段與下一個階段的銜接之處，油然而生一股徬徨、失落、焦慮或空虛。這些不安的感受都是正常的，讓你卡住、無法直線前進的關卡，每個人都會經歷到。

我們時常在處理著外在：人、事件及環境的改變，卻往往忽略了最重要的，就是內心的「轉變」。也因此會有中年危機，有卒婚、空巢期等相關議題出現。它們正透過不同的方式提醒我們，生命轉彎的契機已經來臨。

在不同的生命階段裡，你會有新的任務，而新的任務裡面會有新的生命意義。你必須接受挑戰、完成任務及找到意義，那時，你將感到內心十足充實。

擴展身分的認知

每個人生階段都包含一個或多個身分及角色。進入婚姻及家庭後，你同時是丈夫、父親及女婿，或同時是妻子、母親及媳婦。當然還有各自的原生家庭，是兒子也是女兒，還有手足關係。

當兒女長大離家，進入了空巢期，父母要投注的陪伴時間、心力少了，身分也就相對淡化了。這時你們可以學習看見，自己還有好多其他的身分可以投入，還有許多角色等你發揮。

以前忙到沒時間，無法跟從小到大一起成長的手足聚聚，現在有空了；以前總想著要跟老同學相約重遊舊地，看看小時候的遢鞦韆拆了沒，現在總算能成行；以前總嚷嚷著，要跟另一半再去吃一次波麗路西餐廳，現在能重溫年輕時的約會回憶。至於那些屬於「你自己」想做的事，想要完成的夢想，何時進行？就在此時，就是此地。

每個階段，都能轉彎，都是新開始

過去我們都被教育、鼓勵，也習慣一條路通到底的人生，無論是學業、工作、戀愛，還是婚姻。就像是大學科系要和研究所一致；一生只能愛一個人，一生也只嫁／娶一個人；一生最好只做一種工作，不要有任何變動，穩定最好，直到退休……

如此簡化的直線思維，已經不符合這個時代的現狀及演變。因為人類的壽命明顯變長了，多數人都會經歷到過去祖父母輩不曾有過的階段。而階段與階段的銜接之間，都可能有讓人感到空虛、痛苦、失落甚至憂鬱的感受。

我們要記得，轉彎也是一種前進。你可以選擇轉彎，也擁有轉彎的能力。別害怕轉彎，別擔心轉彎會碰壁，因為每一個轉彎，都是重新的開始。

突然來襲的微笑憂鬱

▼▼面臨重大生活改變，如何因應？

記得曾經有位兒孫滿堂、儀態優雅的老太太，來到了心理治療室。她高齡接近九十歲，先生待她甚好，兩個人攜手走過數十載的歲月。先生總是照顧她、保護她更是疼愛她，她是醫師娘，婚後的生活幾乎可以說是「十指不沾陽春水」。相夫教子的歲月，兩名兒子都很成材，目前都已結婚，各自成家，媳婦尊敬她，孫子孫女也都喜歡她。

生活優渥，幸福美滿，恐怕許多人都想要把人生跟她交換。畢竟在心理治療室聽過了無數人間故事，多少悲歡離合、愛恨情仇，許多人的生命經驗都是跟她相反。

然而，她的先生已不是先生，而是亡夫。老太太在前陣子喪偶，因此不再是雙人枕頭，只剩她孤枕淚流。

她的生命中出現了重大的變化，也讓我聯想起了「無常」兩個字，無常總是來得措手不及，讓人防不勝防。

一個人失去了相互扶持走過一生的伴侶，先生不只是經濟的支柱，更是她內心的依靠，她今生最好的傾聽者、支持者、鼓勵者及陪伴者，她所有的酸甜苦辣、開心難過他都知道，而且陪她走過。然而，先生的離世卻讓這一切都改變了，她生命的重心突然整個被抽離掉，生命的常軌也瞬間被迫轉彎，她再也見不到他了，再也不能跟他說話了……

突然來襲的微笑憂鬱

人人都說少年夫妻老來伴，現在這個伴走了，比她先走了。她要如何習慣往後沒有他的生活？叫她要如何承受？更何況，他們夫妻的感情還這麼好，鶼鰈情深對他們而言不是童話，正是他們夫妻倆的最好寫照。

老實說，這樣的故事在心理治療現場真是不多。可想而知，多半是來咒罵另一半的，外遇的、好賭的、欠債的、酗酒的、家暴的……大抵都是想要另一半早日駕鶴西歸，能夠讓自己吐一口怨氣，或樂得清閒。相形之下，這種執子之手、與子偕老的真愛故事，真是少之又少。

如同老太太的故事，**引發微笑憂鬱的其中一項因素，就是生活中出現了重大的變化**。可能是喪偶、失去了至親，或者是遭遇外遇、離婚及債務等。有些是生命之必然，有些則是難以公開的突發狀況。

人類很堅強，但也很脆弱。所以，即使一個人平時都好好的，多數時間也都過得很不錯，也並不代表他能面臨突如其來的重大失落、考驗及挫折，能夠承受毫無預警的椎心之痛。因為大家都沒有經驗，沒有人能提早演練過。

微笑憂鬱的他們，依然擁有能量維持日常生活

我們對於憂鬱症的認識，多半是生理因素、原生家庭經驗及長時間的壓力累積，無論是來自工作、經濟、感情、人際關係，抑或是健康相關因素。因為現況難以改變，

長期停滯，陷在痛苦情境，才會讓人憂鬱。長年的鬱鬱寡歡、時常以淚洗面、欲振乏力……他們的情緒困擾及壓力因素，大多人都知道。

而微笑憂鬱和重度憂鬱症有許多不同之處，其中一部分就是，微笑憂鬱的人不一定會經驗到重度憂鬱症的典型症狀，比如說非常疲累、食欲減少、睡眠型態的改變、無望感、低自尊及低自我價值感。同時，對於平常會感到有興趣的活動，他們不會興致缺缺，依然很願意參加。

微笑憂鬱的人，看起來就是一個主動、開朗、樂觀、積極和功能良好的人。他們能夠維持穩定的工作，也有著健全的家庭及社交生活。而且多數時間，看起來都很快樂。

典型的憂鬱症狀當中，還有一項是看起來無精打采，甚至是能量低落，像是明明沒有熬夜，也睡了一整晚，但是早上卻很難起床，對於任何事情都活力減退，意興闌珊。然而微笑憂鬱的人，他們看起來精神奕奕，活力飽滿，好像能量方面並沒有出現明顯的影響，或是能量下滑。但也因此，他們的自殺風險會更高。

因為重度憂鬱的人時常都有著自殺意念，不時有結束生命的念頭飄過，但是他們卻不一定有能量去把這些想法付諸行動。但是微笑憂鬱的人卻沒有這樣的「問題」，他們有著化想法為行動的內在能量，同時也有動機去執行它。

每一個人，都可以是重要的陪伴

老太太說她不太想在兒子面前哭泣，都只能在獨處時默默垂淚。一個人住在充滿回憶的空間裡，不時感到傷悲，但是面對外界，她都表現出自己很好的樣子。後來是她的妹妹發現異樣，悄悄地聯絡了外甥，也就是老太太住在外縣市的兒子。於是，兒子前陣子帶她出國旅行，去了歐洲兩個禮拜，孫女則是嚷嚷著，怎麼好久都沒有見到奶奶。

老太太說，她擔心自己會忍不住掉淚，所以才刻意減少跟兒子、媳婦及孫女見面的頻率和機會。她不希望自己哭哭啼啼的樣子，影響到兒孫和媳婦，讓他們掛心及擔憂，所以她寧願一個人待在老家，加上附近也有鄰居，是她最熟悉的環境。

出國散心的那段時間，她跟兒子聊了許多，當然還是有著悲傷、失落及深深的難過。可是她慢慢地，比較願意接受兒子的提議，每個月過去跟他們住幾天，別去擔心會不會麻煩到他們，不要預設立場。更別忘了，他們就是家人。

不僅兒女，兄弟姊妹也是重要的陪伴人選。

如果不是老太太住附近的妹妹發現，有她連續幾日的觀察及陪伴，可能就延誤了尋求心理治療和協助，也耽擱了聯繫兒子的時間。而這些看似平凡、微不足道的時間，都是微笑憂鬱者心中最脆弱的環節。

慢慢來：關於陪伴的智慧

我們很容易輕忽了陪伴的重要性，還有低估了陪伴的效益。因為我們都喜歡立竿見影，期待困境能夠即刻改變。然而陪伴總是快不了，只能循序漸進，一點一滴。

心理治療，也是陪伴的過程。在高品質的陪伴過程中，看見許多人都有相同的心事，都會有當下的難關過不去，你並不孤單，更不怪異。然後你會再次地建構你自己，找回生命的重心，每個人都會慢慢地獲得滋養和痊癒。

身為兒女的微笑憂鬱

▼▼能者多勞？分明是能者過勞……

「好好地洗個頭，不知道是幾年前的事了。」

她是一名國中退休老師。她嘴裡悠悠吐出這句話的前三秒鐘，父親其實才剛吼完她，「把你養到這麼大，不孝、壞心肝，只會苦毒我、虐待我。」

自從父親罹患了退化性失智症，幾乎什麼都快忘光了。母親也是長年往返醫院洗腎，還要看診好幾個科別，神經內科、心臟科還有新陳代謝科。桌上是滿滿的藥袋，每一個藥袋經過擠壓，都是皺皺的。

早上要吃幾顆藥，晚上改成吃幾顆；幾號要回診，幾號要復健；還要提前預約交通接送的車子，因為必須要有升降梯的設備，才能讓行動不便的老人家方便出入……林林總總要注意的事項，她只能拚命裝進腦袋裡，不只用手抄寫在筆記本，還要用手機記在行事曆上。

她早已失去了自我，認真說來，是「陪葬」了自己的生活。

身為兒女的微笑憂鬱

家裡住在台北市區精華地段，經濟狀況小康的她，實在不好意思嚷嚷自己缺乏資源。因為比起更多的長照家庭，她的資源可能算是「相對」多了。只是心裡頭的苦，看不到盡頭的長期照護，讓她好累好累。她說自己從來不曾想過，哪一天老人家走了，就能夠輕鬆了。因為父母把她拉拔長大，含辛茹苦。對她而言，只要能夠治療，只要還有一絲絲希望，就要努力到最後一刻。

然而說著說著，其實她對自己都感覺很陌生了。因為多數時間她都是繞著父母轉，自己的生活、自己的婚姻及家庭，甚至是自己的想法及最深層的感受，這些都不重要了，至少不是第一順位的重要。因為沒有迫在眉睫啊！父母親健康方面的一點狀況，都是與生命交關，稍有閃失，動輒得咎。而她不過五十多歲，再怎麼樣，前看後看左看右看，暫時不管，應該也不會怎樣。運動？哪有時間。飲食？不餓就好。睡覺？哪裡睡得著，許久不曾睡得好。

我們繼續談著。

她說，已經好多年、好多年，不曾有過屬於自己的時間和日子了。結婚多年的她膝下無子，沒有小孩的課業要盯，沒有孩子相關的事情需要煩惱。就在最近六年，為了照顧父母，她離開了結婚後的家。也因此，現在的她久久才跟先生見面一次。沒辦法，誰叫她是長女，也是家中的大姊，下面還有兩個弟弟。大姊擔起這個家，本來就是理所當然。

我問她，「可是這個狀況下，你的休息足夠嗎？弟弟們不能一起分擔嗎？」看著她的外型，浮腫的腳踝，大大的黑眼圈，憔悴的面容。我還感受到，彷彿底層有一股焦慮及憂鬱，隨時準備爆發。

她搖搖頭說，沒有辦法。兩個弟弟已經結婚了，都有小孩。大弟住在南部，小弟則在國外。而且父親母親從很久以前，就時常說著，不要打擾弟弟。他們都有自己的家庭、事業還有生活。

那麼她的呢？她也有家庭、事業及生活啊！差別只在於她沒有生兒育女。她說她從小就習慣了。

她說她最累的是，自從父親罹患失智症之後，時常不分青紅皂白地亂罵人，甚至還會動手打她或是外傭。

父親說：「你都不給我飯吃。」

父親說：「你都不幫我擦藥。」

父親說：「你放著我的傷口潰爛，不帶我去看醫生。」……

照顧過父親的每一位外傭都想跑，許多時候也難以溝通。也因此，她擔心著外傭會趁她不在的時候，對父親母親不好，所以她要時時刻刻留意，分分秒秒盯梢。

女兒是原罪，還是枷鎖？

在台灣社會裡，很常見到無止境犧牲及奉獻的女兒。如果小姑未嫁，多半由她一人照顧年老的父母。如果是大姊及長女，也是由她張羅爸媽的一切，陪伴爸媽就診、復健及後續治療。並非兒子不孝，而是父母會擔心影響到兒子婚後的家庭，所以多半會對兒子選擇性地揭露，甚至是隱瞞事實，無論是健康大事，還是生活中無關緊要的小事。但他們卻會對女兒大吐苦水，抱怨生活當中的所有不舒適，甚至還會誇大其詞，讓女兒的內心更加糾結，覺得自己力有未逮，百般不是。

能者多勞？分明是能者「過勞」

有能力的人最該死了！因為所有人都會要求你多做一點，把責任都交付給你，甚至連雞毛蒜皮的瑣事都會要你順便代勞。不僅如此，可能在最初期，你也會這樣地要求著自己。你想著，父母手足都是自己的家人，就承擔這份責任吧，有什麼好計較的呢？直到你這隻駱駝，被最後一根稻草徹底壓垮。

能者多勞，最初確實多半是讚美，是肯定，也是期許。因為每個人都知道家庭成員中，是誰最有能力，還有通常都是誰運籌帷幄、處變不驚。只是，能者的後來，往往都變成了「應該」與「習慣」，最後就是「壓抑」及「忍耐」：

·**「應該」**

我應該實踐家人的期待，滿足家人的要求；我身為長子／長女，應該要主責；我未婚未嫁，沒有家累，應該由我來承擔。

·**「習慣」**

爸爸媽媽都習慣住在南部，你也住在南部，何必勞師動眾，搬上來跟我們住？所以你也必須學著習慣，無論是照顧家人的重擔、分身乏術的無奈，還是憂鬱情緒，竟成了習慣。

·**「壓抑」**

勞累、疲倦、沉重、憤怒、好想一走了之……所有飄過你心中的念頭，到了最後都是變成了「沒事」、「算了」。

·**「忍耐」**

明日復明日，明日何其多。除了忍耐之外，到底還能怎麼做？沒有足以信賴的人，沒有更多的社福及長照資源，即便忍無可忍，也只能再忍。

用智慧奉養父母，用寬容對待自己

我們都是人，沒有人可以無堅不摧，也沒有人不會疲倦。當父母持續退化，我們要如何與他們相處？當被照顧者及照顧者其中一方，或者雙方的身心狀況都益發惡化，我們到底該怎麼辦，才不會一起沉船，走投無路？

・用智慧奉養父母

承襲多年的男尊女卑、重男輕女，我們不再複製，勇敢面對及打破。孝順不是愚孝，多數時候我們需要也該做的是「孝而不順」。如果愚孝及順從，換來的卻是內心的怨懟，還有餘生的不幸，那麼誰來為自己的人生負起責任呢？那些怨懟及不幸，又會轉移到哪個出口呢？也許是身邊的另一半，甚至是繼續代代相傳，那是你我都不願再看到的女性悲哀。

・用寬容對待自己

勇敢面對自己內心深處的聲音，承認早已蔓延的憂鬱。看見自己需要被幫助，承認自己其實再也承受不住。適時適度地拒絕，勇敢地分擔責任，不等於不孝，更無須自責。

長照家庭的微笑憂鬱

▼▼從角色認同中解脫

「今天是心理師來，明天是物理治療師來，後天是照顧服務員來幫他洗澡，再後天是……我每天都像在『接客』。」老媽媽語畢，嘆了一口氣，緊接著又說：「老師啊，你不要誤會啊！我只是覺得好累、好累。」

長照家庭的辛苦，那些屬於家屬的部分，不曾被關注，卻有著許多人難以想像的辛酸、悲哀及痛苦。

人生七十古來稀。這位已經古來稀的老媽媽，卻要照顧五年前中風倒下的兒子，每天幫他按摩、盯著他吃藥、陪他回診還要做復健，終於能夠一吐苦水時，卻還要擔心我產生誤會，急急忙忙地解釋。她注意到也照顧了我的心情，卻讓我更加心疼，還有好多好多的不捨。

老媽媽說完，接著大力地拍了兒子的背，說：「阿明啊！拜託你要認真一點，不要都只是我一個人在努力！」

看著每個家屬都是面如死灰，還要故作幽默，長照啊長照，這到底是多長的折磨？

長照家庭的微笑憂鬱

聊著聊著，老媽媽又說起陪兒子上醫院復健的經驗。

「僥倖喔！我記得有一次，陪阿明去醫院復健，看到有人竟然是因為生小孩，用力生產的過程中，一個氣沒有順過來，年紀輕輕的，竟然就中風了！」

不知道是慶幸自己的兒子到了中年才中風，還是純屬聊天，當中都有著感嘆、惋惜和唏噓。

長照上路，許多居家服務也啟動，政府對於長照家庭的政策，讓許多專業人員能夠親自進入家庭，讓行動不便的患者無須出門，就能進行復健及照護。然而這些資源及協助，其實還遠遠不足。

關於復健長路上的痛苦及辛苦，不是只有患者在受苦，家屬更是需要人看見、幫助及照顧。

入戲太深：是你決定角色，還是角色決定你？

如果不認真細數，你恐怕無法知道自己身上到底有多少角色，至少你在第一時間，肯定回答不出來。

你可以同時是爸爸／媽媽、兒子／女兒、同事／長官，還是別人的朋友。而所有角色當中，就屬「親人」的角色最重，因為那是我們生命的源頭，永遠都無法切割。

許多微笑憂鬱的人，即使在只有一個人的時候，也還在扮演著「媽媽」的角色，從來不曾下戲過，也沒有從這個角色脫離過。

請想想看，是你決定了角色的觀點、態度及標準，還是角色決定了你，讓你無論如何都必須照著做，儘管你已經身心俱疲，標準依然如此嚴苛？

解決方法：找出身上有多少角色

為什麼清楚自己身上有哪些角色，會是這麼重要的事情呢？因為，不同角色，有不同的「社會」期待及「自我」要求。

恍然大悟了嗎？

當人多不容易，尤其你還想要成為很棒的人，那更是無比艱辛。這不是健達出奇蛋，三個願望一次滿足，而是一場角色認同與自我束縛的征戰，一個角色，卻要面臨多方期待與要求。

你最在意的是哪一個角色，你就會投入最多的比重。所以，你必須覺察每個角色，自己投入了多少的比重，才能幫助你的自我掙脫。

就像有些人對於工作的態度，就是得過且過，數便當過日子，但是說到了家庭，就變成了最上進的CEO。你最重視、投入最多的角色，往往也是你的成就感、自我價值感的來源。

相反地，若是沒有做好或達成目標，內心就會感受到深沉的失落及空洞。

舉例來說，我是個好媽媽、好太太，能夠照顧好家庭，美滿的家庭來自於我的努力、付出與貢獻；即使我在外的工作表現一般般，我仍舊是很有用處的人。但如果這個角色被抽掉呢？我們不時看到，很多家庭主婦的孩子長大了，離巢了，她就失去生活重心，甚至喪失生命的意義。

・改變角色認同的細節

《原子習慣》裡面提到，行為改變最重要的一個面向，就是身分認同。而你的身分認同來自於你的習慣、你的信念，還有你的經驗。你每天所做的事，心中服膺的權威、想法及教條，時常經驗到的大小體驗，都會回過頭來強化你的角色認同。

你可以想要成為一個好太太、好媽媽，但是不用事必躬親。你不用鞠躬盡瘁，你不用十項全能，你不用盡善盡美。

你不用更好，無須最好，因為你已經夠好。

・改變「過度」認同

好吧，也許你會說，我就是一個媽媽啊，沒有人可以取代。可是，別忘了，你也是別人的女兒、別人的太太，最重要的是，你是你自己，無可取代。這才是真正的無可取代。

想想看，在別人面前，你是不是都被稱呼為誰的媽媽、誰的太太、誰的媳婦？太過投入，就會迷失及忘卻了「原本」的自己。而且當你愈是忘卻了自己，身邊的人就更會用角色來定義你，帶來更多、更高並且無窮無盡的壓力。你不是誰的誰，你就是你自己。

所有的角色、關係稱謂都有相對應的社會期待。不僅是上下交相賊，更是內外夾攻，如何能不壓力破表？於是我們常常只能在壓力無邊的痛苦裡，勉強擠出微笑。過度認同單一角色，怎能記得獨一無二的你到底是誰？同時也會忘記，在你的生命及世界裡，你就是最優先。

從角色認同裡解脫

老媽媽最後說：「我的腳去年才開過刀，走路一跛一跛的。現在是還好不會痛啦，只是不知道，能夠照顧他到什麼時候？尤其他本人都不要不緊的，總是我在催他復健，中風的又不是我！」

老媽媽不時語出幽默，我不禁想到，這或許才是她真正的人格特質。「原本」的她，就是開朗、活潑的女子，而不是等著苦盡甘來，從年輕到年老都還在為人把屎把尿的老媽子。

從角色認同裡解脫，從微笑憂鬱裡掙脫。

每個人都有很多心內事，很多祕密中的祕密。別總是等到她或他再也承受不住，選擇了結束生命，人往生了，才被人看見及發現，原來他們還有這麼多不為人知的一面。最讓人唏噓不已、諷刺及嘆息的是，最晚知道的，往往都是最親近的人。

長年照顧家人的壓力，沒有盡頭的煎熬與折磨，不能說出口，甚至是從來沒有想過的放手。沒有退步就是進步，但幾乎一直退步，家屬多麼徬徨，多麼無助。

別等到來不及了，只能說再見。

現在就開始，永遠來得及。

輯三

給自己悲傷的權利

你能成為想成為的人

▼▼性格能改變，你是自己命運的主人

「性格決定命運。」這句經典名言，有人說出自精神分析大師榮格，也有人說是出自蘇格拉底。出自於誰，難以考證，但至少我們都聽過，而且深信不疑。

過去的心理學研究及相關知識，也一再告訴我們，人格特質是穩定不變的。這對所有人來說，有著宿命論的味道，彷彿一旦天性容易悲觀，過度追求完美，就容易陷入憂鬱及焦慮，也就容易有情緒困擾的問題。

《科學證實你想的會成真》中，提到一項在二〇一六年發表的針對性格的研究，它被刊登在《Psychology and Aging》，研究者們橫跨了六十年，追蹤上千位少年後（當然這些人現在已進入老年），提出了一個石破天驚的發現，那就是：

性格是可以改變的。只要你願意改變，你可以成為跟原本不一樣，甚至是截然不同的人。

你能成為想成為的人

我們過去一直都相信，性格是固定不變的，早年的心理學研究也都是這麼灌輸我們。但是，這個研究打破了我們的認知。

這也是我不斷反覆地強調，要持續學習、大量閱讀的原因，因為一直都有突破性的發現，讓我們得以更新思維模式，替換思考內容，用來幫助自己修正不合宜的信念，甚至是有害的價值觀，進而能夠過好這一生。我們也能因此不再受限於早已過時的知識及思維，更不會無意識地吸收，進而內化成為自己的價值觀，影響、決定甚至侷限了自己及他人的一生。

每當我讀到了縱貫研究[2]，而非橫斷研究[3]時，心中總是敬佩且感動。因為這需要多大的熱情、恆心及毅力，才能夠長時間地進行。不僅曠日費時，研究過程中樣本容易流失，參與研究的人還可能因為各式各樣的原因而退出研究，甚至消失。畢竟研究者也是人，可能熱情燃燒殆盡，或者因為生病、意外過世。想想，研究者從青年進入了老年，被研究者從少年進入了壯年甚至老年，看著彼此成長，各自都變成了雞皮鶴髮，似乎也是一種趣味。

這些學者不僅發現性格可以改變，而且**只要你願意承擔起「改變」的責任，並且朝著目標持續鍛鍊，我們都可以成為想要成為的人**。只要有意識地持續練習，修正性格模式，調整面對刺激及壓力的反應方式，將能逐漸成為你想要的樣子。

性格可以改變，命運也是

當然，也包含了憂鬱情緒。

從小到大我們經歷過好幾個求學階段，從幼稚園開始，進入國小、國中、高中、大學甚至是到研究所。不同求學階段，都有一個共通點，那就是我們都有同學。回想一下，當初那個坐你旁邊、流著鼻涕的男生，那個曾經都要跟你手牽手、下課一起去洗手間的女孩，他或她當初的性格特質、行為模式及各自的生涯發展，過了三十年甚至四十年後，是不是完全超過了你的想像？是不是每次舉辦同學會時，都讓你瞠目結舌，或是整張嘴嚇到闔不起來？

過去的資優生後來進入黑社會；當初的小混混現在是神經外科的主治醫師；那個總是最晚進教室，永遠會遲到的人，現在竟然是精明嚴謹的大老闆；曾經在校呼風喚雨，是所有老師眼中的紅人，現在卻流落街頭當遊民。其實也不用開同學會，只要你翻開報章雜誌，甚至打開電視新聞，都會看到許許多多的案例。有人過去沉迷於酒精、性還有毒品，後來竟然搖身一變（當然不是短時間內），成為知識型網紅，或是某個領域的專家權威及大師……再怎麼推算，這些人應該都是跟窮困潦倒、聲名狼

2 縱貫研究（Longitudinal Research）：是長期性的研究，針對一群研究對象進行長時間的觀察、追蹤，進而蒐集資料的研究方法。它主要是在探討研究對象在不同時期、不同階段所出現的變化。因為縱貫研究的資料往往涵蓋了許多個時間點，有些研究議題的分析資料甚至跨越了數十年。因此我們能夠看到人類長期的發展趨勢、環境及時代因素，還有當事者生命事件的影響。

3 橫斷研究（Cross-sectional Studies）：是在特定的時間點上，針對研究對象的心理狀態、行為或社會現象進行觀察及比較。它的優點是能夠快速了解研究對象的特徵、特定事件的現象及不同層面的狀況。然而，因為只針對特定時期進行研究，缺乏長期資料，所以可能不夠宏觀，也難以深入探討更長遠的成因及發展趨勢。

藉、妻離子散、家破人亡、長期住院或者入獄的距離比較接近，因為這比較是符合邏輯的結局。

這中間，到底發生了什麼事？

改變性格：換一條路，持續地走

這就是「性格上的改變」，決定了往後的命運。所有改變都是環環相扣，牽一髮而動全身。**改變性格，就會改變我們應對壓力的方式，進而決定了我們的情緒。**我們對於人生的信念，對於挫折及困境的詮釋，也決定了我們到底是快樂還是憂鬱。

我們可以想像，當你初來乍到一個新城市，沒有Google Maps導航，人人都是路痴。好吧！我承認至少我是。可是當你待在這個城市久了，同一條路走久了，摸熟此處的地理環境及路徑規劃時，你就不會迷路了。因為你擴展了原本的能力，擴大了腦中既有的認知地圖。性格也是如此。

性格無法直接看見，我們都是透過外顯的行為，去推測一個人的性格特徵。無法改變性格的人，情緒反應及壓力因應風格永遠不變的人，那是因為他們從來不曾修正。**改變性格，也就是「有意願」並且「有意識」地「持續練習」新方法**。也就是目標明確，刻意練習。不再放任原初的性格及舊有習慣，進行「無意識」的導航及行為反應，例如過去一旦遇到衝突，當下的反應就是暴跳如雷；或者關係裡被人剝削，總是忍耐壓抑，不敢吭一聲。

如何改變性格？

·建立有力的自我暗示

你都是怎麼塑造自我認知的呢？也就是對於自身性格的了解及定義。

大致上，有三種途徑：透過別人告訴你、自己翻閱書籍，或是比對自己長期以來的行為表現及蛛絲馬跡。

其實，**這些就是暗示**。你會接收環境給予你的資訊，你會信任親近的人所回饋給你的訊息。大多數的人都是唏哩呼嚕地囫圇吞棗，益發相信自己就是「這種人」。

若是有力量、有益處的性格便罷，但如果是無能為力的，讓自己時時碰壁的性格呢？那就要重新建立自我暗示。

你可以告訴自己、暗示自己：「**我是有能力的，我是有勇氣的；情緒可以改善，困境可以改變，壞事不會重複發生。**」

不想改變，可以找到一百種理由，而這些理由就是藉口。想要改變，一個理由都不需要有。為什麼呢？因為根本等都等不及了，找理由只是無謂的時間蹉跎。

．留意算命的影響

關於算命，我抱持著開放的態度。因為好的命理老師會給你開放性的解釋、安慰和鼓勵，而這些就是心理治療當中的「賦能」、「灌注希望」，還有「情緒支持」。

環境裡的回饋機制

觀察一下，所處環境是幫助你，還是危害你？身邊的人都是唱衰你，還是鼓勵你？任何行為的養成，需要環境來相輔相成。

環境當中的人事物，處處都是回饋機制，它們是能支持你來建立及維持好行為，發展更好（也就是更具有適應性）的性格，還是增強你持續表現出不好的行為，繼續運用對人不利、對己有害的性格來過生活？

每個人都是一樣的，當你獲得鼓勵，得到你想要的東西，就會想要持續並多做一點，即使在過程中會辛苦一些。

而當你得到懲罰，也就是自己不想要的結果時，就會克制或者少做一些，甚至乾脆不做了。改變性格也是如此。

但願我們都不再被童年創傷詛咒；不被過去的信念，還有你以為的性格綁架一輩子。

我們都可以改變性格，決定命運；成為自己人生的編劇，你我都是擁有主導權的人。

笑著笑著就哭了？我們需要面對「真實」的自己

▼▼無論悲傷或欣喜，都是你的一部分

微笑憂鬱的人，明明內心很痛苦，卻面帶著淺淺的微笑，流著隱形的眼淚。他們都是笑著笑著就哭了，還有他們臉上所流淌的淚水，面對面的人都看不見。

為什麼看不見呢？一部分是微笑憂鬱的人，連自己都不敢也不願意承認那個真實的自己，再也不想要拚命奔跑了，再也不想要假裝完美，再也不想要面對麥克風及攝影機，更不想要再接受無止境的掌聲。

他們只想要卸下光環及面具，靜靜地休息而已。

想著要做「更好的自己」，即是否定現在的自己

很多人都是這樣：在工作上兢兢業業，在關係裡求好求全，在多數人的眼中，已然是完美的化身。然而，若把外層剝開，把底層翻出來，其實都是外強中乾。我們時常自我勉勵著，嘴裡也嚷嚷要做「更好的自己」，告訴自己必須完美，必須堅強。面對任何人際關係，必須笑靨如花；分分秒秒的工作表現，必須光芒萬丈。然而時至今日，我卻有了不同的體會及覺醒，那就是：所謂「要做更好的自己」，是不是代表你對於現在的自己，有著不信任及懷疑，或者內心深藏自卑及恐懼？

當你追求著完美，渴望著還要更好，那就代表現在的自己不完美，也就是不夠好。

如果你的自我認知是「我不好」或者「我還不夠好」，怎麼可能會喜歡自己？怎麼可能會欣賞自己？甚至是活得安穩自在，不讓焦慮及憂鬱如影隨形？你只能拚命追趕著目標，不斷向前奔跑，時常上緊發條，還日夜擔心自己速度太慢，整天都活在沒有盡頭的競爭、自苛自虐的囚牢。

面對真實的自己很難。因為多數人都是否認、壓抑、合理化地過完這一生。

當真正的感受、內在的需求都不被看見、面對及承認，誰能不憂鬱？

「這份工作我再也做不下去了。」

「這個婚姻我再也忍不下去了。」

「我好想要休息一段時間，也許是一個月，也許是半年。」

「我好希望他能共同負起養家的責任，可是十年下來都是我一根蠟燭兩頭燒，身兼多職。但我又不敢讓人家知道我的丈夫『要吃不討賺』，說出去真是丟臉丟到太平洋去。」

這麼想著的你，面對同事，卻總是都說「還好」、「還可以」。然後繼續沒日沒夜地加班，焚膏繼晷地過著兩點一線的生活；繼續吃著超商的微波便當及飯糰，即使牆上釘著貼著各種精神標語：生活要平衡，要愛自己，要尊重自己，要善待自己……

面對娘家父母的關心，或者朋友問候的時候，你的臉上仍是帶著笑意，說：「婚姻就是這樣子，哪有夫妻婚後還在談感情？」甚至是：「他至少沒有家暴或外遇……」

當我們否認、壓抑及合理化所有外在要求，還有內在感受時，就會距離真實的自己愈來愈遙遠，也和內在的聲音愈來愈疏離。

當內在的提醒及響鈴突然響起時，還會告訴自己那應該是幻聽（打趣的比喻），不要相信。

不否認的前提是，你能「認識」並且「承認」自己

我很佩服那些中年覺醒的人，甚至中老年覺醒的族群。他們看起來很瀟灑，行徑很瘋狂，但是他們終於面對及接納了真實的自己。

例如渴望在親密關係裡，能夠自由自在地呼吸，不再窒息及委屈，那就勇敢選擇結束，不再貌合神離；或者不一定要結束關係，但終於能對伴侶說出真心話，不再讓對方的理所當然，成了得寸進尺。甚至是，在工作上願意換跑道，追尋真正想做的事。

說來不知該說辛酸，還是應該感到慶幸，很多人都是到了大病一場，從鬼門關前走了一圈回來，才如夢初醒，驚覺自己從來沒有傾聽內心深處的聲音；過了大半輩子，從來不曾認識真實的自己原來是這個樣子。

．「認識」自己

誠如前述所提，過去的所有人包含你我，都以為追求「更好的自己」就是上進和積極。殊不知，那很有可能是來自你的自我批評，覺得「現在的自己」還不夠好，有很多缺點，有所不足及匱乏的聲音，甚至是很差勁。因為我們總是認為要有能力，自己才會被欣賞；有價值，自己才值得被愛、被喜歡。

當你持續地認識自己，深入地剖析及了解自己，你才會看見原來更深層的內在裡，是你對自己的懷疑、低自信及低自我價值，而認為必須追求更好的自己，彷彿這樣才能一再證明自己有能力、有價值。

很多人都說要當好人，要做好事，要心存善念。然而，如果進一步抽絲剝繭，你會發現，有些好人好事的核心動機是想要被人喜歡，被人推崇及歌頌，夾雜著對價關係、個人議題及內在匱乏的需求。當然，在這裡要先摒除本來就心懷惡意，很清楚地要意圖不軌的人。這裡所說的是，沒有真正理解、深入爬梳過自己內心信念的人，而這也是最多數、最常見的族群。

所以，認識自己的感受很重要。

就像俄羅斯娃娃一樣，或者也可以說是剝洋蔥，去觀察自己感受底下的感受、信念當中的信念，問問自己：

自我感覺良好，是真的良好嗎？

感受是短暫的，還是相對恆長的？

感受是單一的，還是複雜多樣並且同時並存的？

‧「承認」自己

當全世界都停了電，你再也無法逃避，終得面對你自己。因為這時候的你，無法開啟手機遊戲及社交通訊軟體打發時間，再也不能迴避自己的生命課題。

承認自己很不容易，因為回答起來也非常不容易。你必須面對，還有整合自己內外的不一致。怎麼說呢？打個比喻就是，當窗外下了一場太陽雨，請問這到底要算是晴天，還是雨天呢？

看見自己的內外不一致，進而整合及承認。

意思是，你不需要是非黑白兩種分類的二擇一，而是接受無論喜悅或傷悲，無論陽光或下雨，都是你的一部分。

給自己一點「討厭人」的勇氣

▼▼請記得，以直報怨才是智慧

我們從小都聽過「以德報怨」這四個字，然而我們都是不太認真的學生，老師的話都只聽了一半。因此不了解，甚至是曲解，所以長年誤解，成了自己心裡頭的痛苦，還有人際關係裡的積怨。

「以德報怨」出自於誰呢？老子。

「以直報怨」出自於誰呢？孔子。

《論語．憲問》裡頭，對話如下。

或曰：「以德報怨，何如？」

子曰：「何以報德？以直報怨，以德報德。」

老子說，以德報怨。孔子說，以直報怨。

其實二者都對，我們要有通盤性的理解。意思是，以德報怨是平時就要和睦相處，避免結怨。然而，若是不小心彼此產生衝突，因此結怨了，但是雙方都有誠意化解，在可接受及妥善處理的範圍內，不讓矛盾及衝突持續激化，進而星火燎原，無法收尾。所以讓大事化小，再讓小事化無。

但若是遇到冥頑之人，就必須將「以直報怨」派上用場了。

擠出善意的微笑，只為圓一個和平的畫面

是人都有可能犯錯，我們時常勉勵及警惕自己，相同的錯誤不要犯第二遍，也就是「不貳過」。這樣的自我要求是好的，更是對他人的珍惜與尊重，因為我們犯下的錯誤，很可能牽連及影響到身邊的人，讓他們跟著活受罪。想想，如果我借了錢不還，做為保人的親友就會被討債，甚至被人恐嚇、潑漆。這種莫名其妙的情緒刺激及相關壓力，沒道理讓身邊的人承受，所以我們會將「不貳過」做為對於自己的要求。

然而，只有自己不貳過就好了嗎？當然不是。

在人際關係及所有互動過程中，更需要尊重自己，維護好自己的界限，不讓中傷你、貶抑你甚至羞辱你的人貳過，反覆犯錯。姑息只會養奸，養不出水仙或神仙。

為什麼我會聯想起這一段呢？因為，微笑憂鬱的人，多半也都是相當壓抑的人。他們心中有再多的不舒服、壓力及痛苦也都潛藏得很深，面對不給他好臉色甚至打他臉的人，還會擠出善意的微笑，去圓一個和平的畫面：

「因為說出來會傷感情。」
「因為說出來會太過分。」
「因為說出來會影響氣氛。」
「因為說出來就會關係生變。」……

你找了千百個理由及藉口，去幫對方著想，幫對方的無禮言語，得寸進尺的行為找台階下，但就是不幫自己多想一點，不多愛自己一點。難道你在自己的心中，重要性只有那麼一丁點，還比不上欺侮你、輕蔑你、讓你痛苦難受的人？

以直報怨，才是智慧

什麼是「直」呢？直就是一種規則及分寸。

人際關係的智慧之一，就是合得來一起上路，合不來就井水不犯河水。可是大多數人際關係裡的痛苦，讓人深陷憂鬱的原因之一，就是合不來還要一起上路，合不來還要走同一條路。問題不在於人擠人，而是一起上路的途中，勢必會時常相遇，時時會被對方的傷人利刃，劃出滿身傷痕。

對於人際關係，如果我們沒有屬於自己的界限，對於相處及互動方式，如果不曾透澈明白地想清楚，什麼才是合宜的分寸、有禮的尺度，我們就很難自覺對方的步步逼近，還會暗自壓抑自己的不舒服，甚至合理化對方的行為。

於是，你會認為自己疑心病又犯了，你會判斷對方也不是故意的；你會以為是自己小心眼，會假設對方是情有可原……你是善體人意的好人，但是心中的小劇場卻把你推向了微笑憂鬱的邊緣，甚至不知不覺地深陷。

過度以德報怨，不是包容，是縱容

你有沒有深思熟慮過這件事呢？也許，人際關係的界限應當「不分親疏遠近」。也就是，即使親如家人，從小到大天天見面，時時相伴，也要明明白白地就事論事，公事公辦。

華人社會裡總有著護短的家族文化，才有「胳臂向外彎」這句充滿指責的話。意思是，對家人就要包容多一點，放水多一點，要睜一隻眼閉一隻眼。然而，想必你一定聽過，甚至親身體會過，「最深愛的人傷害我最深」這句話。

因為沒有規矩，界限不明，隨時可退讓，隨時能調整；對待親近的人，過度地以德報怨，結果積非成是。

那不是包容，而是縱容。他總是學不了乖，因為他只學過一個字，叫做壞。

要待人如己，也要讓他人待己如人

你對待別人的方式及標準，和你所能夠「接受」別人對待你的方式及標準，是否一致呢？

意思是，你不侵犯他人隱私，你願意了解對方的狀態，你能夠尊重對方的界限及需求，這些都是很棒的。那麼別人對待你的方式，是你所樂意及接受的嗎？

在網路霸凌的世界裡，常見到有人留下「長這麼醜，怎麼不去死」、「世界上沒有你就好了」的傷人字語。而在現實相處的世界裡，也會聽到親友說著「你怎麼這麼挑剔呢？標準太高了」、「工作沒定性，你沒有抗壓性」等，看似關心，實則讓人傷心的話語。他們總愛探你隱私，過度關切你的私事，甚至強行介入，不是發表他的高見，就是想要下指導棋。最常見的例子就是逢年過節，讓人頭疼欲裂。

每個人都一樣，我們都不喜歡白目的建議，也不想要包裹著善意的批評。對於微笑憂鬱的人更是如此。因為他們在面對這些自以為是的建議、養分貧脊的善意時，即便多麼不舒適，還是會勉強自己吞下去，硬是擠出嘴邊的笑意。而這正是加深憂鬱情緒的基石，理不開也梳不清。

壓垮憂鬱症患者的最後一根稻草，在事後看來，通常都微不足道。不是說患者小題大作，把他人的一句話、生活中的一件事借題發揮，讓自己看來委屈、悲傷、痛苦。而是，前面已有太多情緒刺激的累積，長年的壓力與壓抑，讓他們在身心俱疲的狀態下，即便只是一件小事都再也不想負荷。因此，很多憂鬱症患者結束生命後，家人才恍然大悟，痛哭失聲。

拿出以直報怨的態度，成為你自己生命當中，有智慧的好人。以德報德，以直報怨，你沒有錯待任何人，尊重自己就是優先。

超渡父母的期待，那些有條件的愛

▼▼自己的人生，自己定錨

你是想得到父母的肯定？還是不想自己做決定？

你是找不到自己的興趣？還是不敢承擔自己的生命？

不知道從什麼時候開始，「人生勝利組」成了許多人朗朗上口，掛在嘴邊的用詞，並且暗自羨慕及比較著。人生勝利組的一個象徵，就是高學歷，還有高社經地位。他們都很優秀，都很聰明，在各自的領域裡呼風喚雨，持續締造佳績。

但是這樣的人，真的打從心底感覺到喜悅嗎？

他們所從事的專業及工作領域，就是他真心想要做的事，追尋著所謂的天賦及熱情嗎？

答案當然是不一定。

許多人生勝利組的一生，都是遵循父母的命令及安排長大的。他們循規蹈矩，肩頭上背負著的，是父母的期許。

當父母的期許，成了兒女的目標

父母都有怎樣的期許呢？從小要課業優異，在師長眼中討喜，要跟同學相處和氣；長大畢業之後，要從事軍公教，工作必須是鐵飯碗，最好還是從事三師——醫師、律師、會計師。甚至在我成長的那個年代，許多父母對於兒女的職業首選就是教職，若理想工作是成為老師，那麼往前推算，大學聯考填寫志願時，就必須考上師範體系。

我們總是想著，只要達成父母的這些期許，完成目標，就能換得父母嘴邊的一抹微笑，而那是多少兒女都滿心盼望的肯定。因為我們是這樣愛著我們的父母，希望自己能夠是父母心中的驕傲，更是榮耀。

可是，完成父母的期許有這麼容易嗎？

當然不容易。全班這麼多人，卻只有一個第一名。

如果沒達到目標，父母還會愛我嗎？

於是，我們擔心著：若沒達成父母的期許，自己還能是父母的心頭肉，還能獲得愛與支持嗎？

許多人的成長經驗中，都體會過一股重大的失落，就是父母的愛是有條件的。你必須做到、達成及符合他們的期待，才能獲得他們的讚賞及肯定。對兒女來說，這些就是愛的象徵與指標，也是能不再被反覆叨唸、催促及逼迫的條件。

所以，很多人都是這樣：在懵懵懂懂、完全不了解自己的時候，開始把父母的期待，內化成自己的「我應該」。在開始探索、試圖釐清自己的好惡時，因為父母的過度介入、否定、挑剔及批評，而開始懷疑自己、質疑自己甚至不相信自己。

在這個過程中，你的辛苦追逐，讓你鎮日活在競爭裡，活在恐懼及不安裡，深怕被人超越，深怕無法達成。你開始感到憂鬱，但是你仍得微笑以對，因為讓你感受到龐大壓力的對象是父母，他們都是為你好的人，不是你能指責、挑戰及反叛的人。

於是，你踏上了一條沒有盡頭的道路，拚命追逐父母心中的好，也就是世俗所定義的成功。但你有沒有想過呢？父母都會老去，甚至也會在未來某一天，離我們而去。如果你所渴望的肯定來源就是父母，而且只有父母，那麼到了那個沒有人逼迫你的時候，也不會有人來肯定你了。

贏在起跑點，死在中繼點

憂鬱的人，都想要成為很棒的人。很棒還不足以形容，更精確的形容，是「優秀」。

想來很幽默，也很心酸。如果孩子的能力太好，讀書考試、課業成績及競賽表現優異，那麼他將更容易被父母親打蛇隨棍上（這個比喻有點狠），被要求要更精進，因為父母可能會選擇性地放棄相對不成材的子女。而如果這個孩子太優秀，可以考到前三名，他們就會希望孩子下一次能拿第一名，接著就是次次都要第一名，一點退步都不行。

學生跳樓自殺的新聞早已屢見不鮮。無論是大人或小孩，可以說九成九的人，都一定懷抱過，或持續有著這樣的心聲：「我的父母從來都不了解我。」然而你可曾想過？其實父母對於他們自己，也都不曾了解過。

有些父母到了年老臨終之前，才懊悔自己年輕時，對待兒女過度壓迫，導致親子關係疏離，甚至是老死不相往來。或者是孩子再也承受不了升學壓力，選擇從高樓一躍而下時，父母才悔悟自己的教育態度及期待太過苛刻，當初不該將自己的夢想，強加在孩子身上；如果可以重來，只願孩子能夠健康平安。

自己的人生，自己定錨

父母的想法，當然有其參考價值。因為父母吃過的鹽，比你吃過的米多；父母見過的世面，比你經歷過的多。但是，父母的生命經驗比孩子豐富，這是在孩子嗷嗷待哺，還沒有獨立自主的能力去創造自己的人生之前。一旦兒女開始了學習及成長的道路，終有一天會超越父母，也將有更豐富的體驗，擁有更宏觀的視野。

父母的肯定很重要，但你自己的興趣、喜好及盼望呢？你真心想做的工作呢？會不會有一個部分是，其實我們也從來不曾認真思考及深入探索，真正了解自己的喜好？

因為，如果不是自己做的決定，那麼如果失敗了，也不是自己的過錯；若是自己做決定，就必須自己負責，沒有人可以讓我推脫。尤其當自己的夢想根本是前無古人，或者成功案例不多，其實也會讓我們更加卻步，想要打安全牌，因循父母的安排，選擇更多人走過的道路……

若等到父母不再控制（無論是因為父母親觀念改變，或者是離開了我們），我們已然中年，才開始面對內心的渴望，想要尋找自己真心想做的事，卻可能會因為體力大減而無法行動。或者，因為其他生活壓力及角色責任牽絆，例如結婚了，有家庭成員要你照顧及付出，那麼困住你的因素，將會更加盤根錯節。這時你將益發憂鬱，人生就是一再讓步。

超渡父母的期待，是一生最重要的功課

父母的心願，連菩薩都滿足不了，你又何必勉強自己呢？父母的期待，你不一定要超越，也許我們該學習的是超渡。

讓這些期待好好地過去，橋歸橋，路歸路。你不用照單全收，用來困住自己，讓自

己憂鬱，甚至微笑憂鬱。

記得，你的存在本身就是價值。

孝道文化的受害者，請不要當太久。每個孩子來到世界上，都是被祝福的；每一個生命誕生下來，就有其價值，無須證明。

記得抬頭照照鏡子，仔細端詳鏡子中的你，看見並承認「我們都長大了」。拿出自己的力量，活出自己真正想要成為的樣子。

認識自己的感受很重要。

就像俄羅斯娃娃一樣，或者也可以說是剝洋蔥，
去觀察自己在感受底下的感受、
信念當中的信念，問問自己：

自我感覺良好，是真的良好嗎？
感受是短暫的，還是相對恆長的？
感受是單一的，還是複雜多樣並且同時並存的？

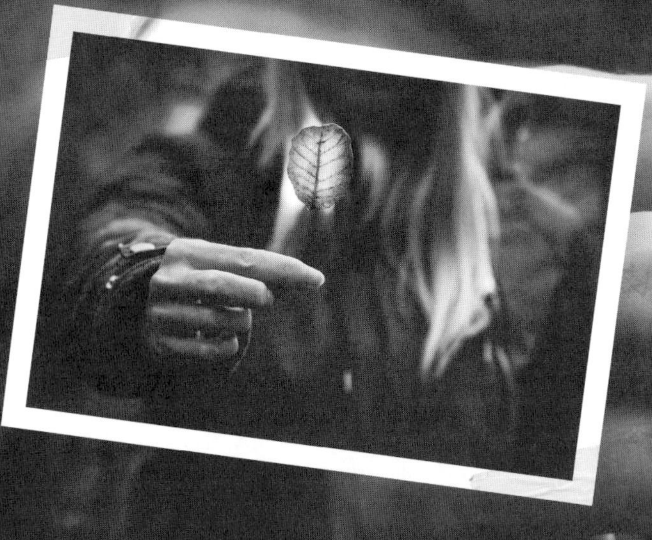

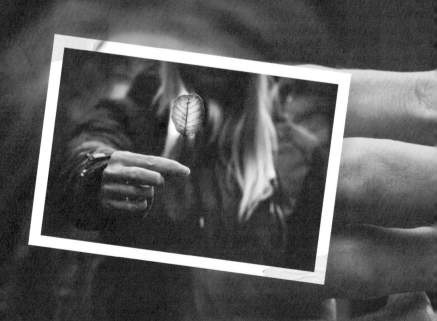

微笑憂鬱的生理層面

▼▼因為「神經可塑性」，我們都能痊癒

關於憂鬱症的成因，眾說紛紜，有非常多的切入角度、研究及探討。而憂鬱症患者對於藥物的反應也是大相逕庭，有些患者對於抗憂鬱劑的反應很好，而有些人則是不甚明顯，必須持續調整藥物的種類和劑量。

一個「雞生蛋？蛋生雞？」的問題來了。

到底是先有生理方面的異常，才產生了後續的憂鬱情緒？還是因為有了憂鬱情緒，才導致生理結構在長期憂鬱的影響下出現了變化？

憂鬱症並非全然來自生理異常

憂鬱症何來？我們很常聽到的一種說法，就是大腦裡面的血清素濃度不足，以及一種與憂鬱症有關的基因「5-HTT」。而憂鬱症患者的大腦掃描結果也顯示，有些部位的反應過度活躍，有些則是明顯不足。

此外，研究也發現憂鬱症所影響的部分，包含了杏仁核、下視丘及前扣帶迴皮質。其中，杏仁核與偵測外在威脅刺激有關；下視丘與食欲、性欲有關；前扣帶迴皮質則是與負向情緒、同理心具有關聯。

我們都同意憂鬱有生理因素的影響，但也不能因此就全盤認定，憂鬱症完全起因於生理異常，否則，會出現以下三個問題：

一、我們會深信，在生理層面，單靠個人能力無法改變及介入，只有透過服藥或手術才能處理憂鬱。這個觀點大大忽視了個人心理及社會文化層面的影響，也就是生理—心理—社會（Bio-Psycho-Social）三方面的共同作用。

二、這會產生後續對於藥物的依賴及成癮。誰都不想吃藥一輩子，但同時我們也都喜歡便利的方式，相較於去面對生命課題，藥物只需要你把它吞進去，相對輕鬆不費力。你可能會變得不願花時間及心力去了解，造成自己憂鬱的所有相關因素。那可能來自原生家庭，或是病態的社會文化下，扭曲的價值觀，造成的龐大無邊壓力。又或者是，自己的思考風格、性格特質及行為模式，在人際相處、處理工作及調適情緒時，容易產生不好的結果。而這些態度、行為及思考模式，都是可以透過學習及練習去改變的。

三、當我們認定憂鬱起因於生理問題，可能導致更強大的無力感，導致更加絕望及憂鬱。畢竟沒有人能自己打開自己的腦袋，改變裡面的結構，調整裡面的突觸及神經傳導物質，再加上憂鬱症的特色之一，就是無望感，還有無力感。兩相作用下，只會更加絕望及無力。

「第七感」：提升生命韌性，擁有幸福的能力

每個人都承受著來自基因的影響，所以天生就有不同的膚色。但是別忘了，基因會跟著環境共同運作。換言之，天生皮膚白皙，不代表你永遠晒不黑；擁有容易憂鬱的基因，不代表就一定會憂鬱症發作。

而憂鬱症的發作，都會有事件的觸發。有些事件在剛開始出現時看似微小，而我們也都承受得住，所以感覺一切還好（但也因為這樣，非常不容易注意到）；有些則是毫無預警、突發的重大壓力事件，例如親人驟逝、失業、失婚或伴侶外遇等。這些突如其來的洪水猛獸，容易讓人瞬間被擊倒。

丹尼爾・席格博士從人際神經生物學（Interpersonal Neurobiology）的角度，提出了「第七感」（Mindsight）的概念。它指的是反思自己與他人心智的能力，也就是能夠感知與認識我們生命當中的調節機制（心智）、分享（人際關係）與神經機制（大腦）。

《第七感——啟動認知自我與感知他人的幸福連結》中，提到了「身心健康的三角支柱」包含三個層面：人際關係、心智及大腦。透過人際關係經驗的重新整理，也就是「有意識」地聚焦在良好的人際經驗，並刻意練習，終止負向的人際互動循環經驗，以及透過神經元連結的建立及強化，中斷及削弱，有助於提升生命韌性，擁有幸福的能力。

書中也指出，中央前額葉皮質有九大功能，包括「身體的調節、同頻率的溝通、情緒的平衡、反應的彈性、恐懼的調整、同理心、洞見、道德意識及直覺」。前面八項是有關身心健康的描述，是有助於提升身心健康的參考指標。研究也證實了充滿關愛、具有安全感的親子依附關係，能夠引導出上述成果。

「神經可塑性」：聚焦注意力，重建神經連結

另一本著作，《心靈的傷，身體會記住》中，貝塞爾．范德寇（Bessel van der Kolk）醫師也從神經科學的角度，帶我們了解「創傷會重塑大腦」：遭遇過重大創傷的人，儘管希望人生繼續向前，傷痛能夠復原，可是負向經驗會如同故障的警鈴，不斷發出警報，幾乎不受理性左右。往日創傷不曾離去，歷歷如昨。不過，他也指出，**運用「神經可塑性」，可以處理創傷在大腦及身體所留下的印痕。**

神經可塑性（Neuroplasticity）是指我們的大腦可以因為新的經驗，進而創造出新的神經連結，並長出新的神經元，也就是刺激神經啟動及成長。**方法是：聚焦注意力。**集中的注意力會啟動特定的神經通道，開始建立基礎，從此改變這些啟動神經元之間的連結。當我們的注意力高度聚焦在某處，就會啟動該處的神經通道。不僅是啟動，還會因著後續的練習，進一步強化。

也就是說，**我們可以強化生命韌性，改善憂鬱情緒的部分，進而提升快樂的能力**；反之，若不曾聚焦或太少聚焦，可能會削弱生命韌性，加深憂鬱情緒，如此就可能阻礙快樂的能力。

經驗會影響我們，但我們也可以倒過來「創造」經驗

我們可以因為新的經驗，創造出新的神經連結，長出新的神經元。

苛刻惡毒的虐待，或者友善溫暖的對待，都是經驗，都會影響我們大腦中的神經元啟動及連結。如果在關係中，總是感到生氣、憤恨、委屈、焦慮、憂鬱等，就會啟動並強化這些神經連結及反應，更容易產生負向情緒。連帶的，是更加劇的低自信、低自尊、低自我價值感及低自我效能感。

因此，我們可以**主動打造有益健康的人際關係，拒絕及遠離有害的任何經驗**。意思是，不再只是將注意力放在負向的人際關係及互動經驗，例如被人貶抑、遭受羞辱、總是被人得寸進尺和軟土深掘。

日常生活中任何一種人際關係的互動，都會造成神經方面的影響，並且在不知不覺

中，進一步重新塑造神經迴路。看不見，但卻影響深遠。所以，從小到大，來自原生家庭的經驗中，受到肢體虐待及精神暴力對待的孩童，會被刻下來的印記所影響，長大成人後，逐漸出現情緒失調及各式各樣的心理困擾。然而，有些人會承襲相同的暴力及傷害劇本，情緒困擾代代相傳；有些人卻能終止，甚至逆轉這些悲劇複製，不再憂鬱，到底差異在哪裡？

我想，關於這個問題，還有更多的因素可以繼續討論。例如個人心理特質的了解及強化，後續其他經驗的影響及介入，甚至是社會大環境的改變，都是重要的環節，不容輕忽。

從神經可塑性的角度可以看到，原來我們可以因為生命中新的經驗，去改變神經連結。換言之，憂鬱症是可以治療的，微笑憂鬱也是可以再見的。當然，我是指「再也不見」。

我們不是受制於那些看不見也無能為力的命運，或是神經傳導物質、異常的腦部結構，所以生理部分只能開刀、吃藥，心理及社會的部分就只剩下求神問卜、祭解、搬家（風水）甚至改名字。

你是自己的老師，你就是自己的醫師，你也是自己的心理師。當然這是個比喻，意思是，關於憂鬱，我們有可以自己努力的部分。

你將看見，情緒操之在己，人生也是如此。

老話一句，願意學習，持續練習。

認識你的敏感及共感特質

▼▼儘管人言可畏，不再無疾而死

還有多少人記得阮玲玉呢？

她是三〇年代的中國知名女星，風靡了十里洋場，卻因為感情及婚姻路上多波折，再加上當時受到了無數抹黑、中傷及造謠，也就是現在所謂的「霸凌」，最後她再也忍受不了，寫下「人言可畏」四個字，選擇服藥自殺，結束了年僅二十五歲的生命，從此香消玉殞。

如果阮玲玉來到二〇二〇年，也就是九十年後的現在，雖然內心仍舊淒苦，但想必不會太孤單吧！因為她的同伴更多了。

現在網路興盛，一個按鍵按下去，就可以發布一則消息，散播到世界上的各個角落，無論它的來源真實性。振奮人心的消息傳得很快，刺傷人心的消息傳得更快，無須檢驗也無從把關，人人都可以是霸凌的旁觀者、幫兇，甚至是一分子。

即使不是名人，如你如我的平凡百姓，有多少人能承受外界壓力？又有多少人面對惡意攻訐，能刀槍不入，內心如銅牆鐵壁？幾乎沒有。尤其對刺激格外敏感的人，想必更加受苦。

你是一個敏感的人嗎？

你有聽過「高敏感族」（Highly Sensitive People）這個名詞嗎？它由心理學家伊蓮・艾融（Elaine N. Aron）所提出。與之相關的名詞，則有「共感人」（Empath），由醫學博士茱迪斯・歐洛芙（Judith Orloff MD）所提出。

共感人也具備了高敏感族的特質，容易受到刺激影響，特別需要獨處的時間。他們都對於聲音、氣味、光線、碰觸、溫度等特別敏感，而且不喜歡人多的地方。比起多數人，他們需要比較長的時間才能夠進入放鬆的狀態，進而好好休息。但是共感人的感受，比起高敏感族又更進一步，共感人會內化來自他人的感受、痛苦經驗及各種身體知覺，彷彿是親身經驗一般，所以難以區分到底是自己的難受，還是別人的痛苦。

這些特質讓他們活得分外辛苦，卻也是天賦，因為他們比其他人更能體會別人的感受，並且給予關心及照顧。

同樣身為共感人的茱迪斯・歐洛芙博士提到，共感人特別容易吸收到別人的負面能量，若身邊有亂發脾氣的人，出現情緒暴力、惡言相向、嘶吼等任何會挑起壓力感受的狀況時，都會讓共感人更加痛苦，身心俱疲。

高敏感是一種特質，更是天賦

無論是高敏感族，還是共感人，他們就像一塊發泡綿，也像納百川的大海，容易吸收，並接受他所處情境裡的任何刺激，無論是快樂及喜悅，還是龐大的壓力。具有高敏感特質的名人，包括了金・凱瑞、妮可・基嫚、薇諾娜・瑞德、林肯總統、戴安娜王妃等。

如同國外研究發現，微笑憂鬱常見於喜劇演員身上。我想，許多藝術工作者也都擁有高敏感，或是共感人的特質。因為如斯特質，也可以說是能力，能夠幫助他們創造出更出類拔萃、石破天驚的藝術作品。也因為他們能夠擷取到環境中最細微的線索，能觀察並感受到大千世界裡蘊藏的許多美好，無論是聲音、光影、氣味還是別人的生命故事，都可以化為他手中的創作，可能是劇本、小說、畫作，也可能是詩歌，或者藝術表演的養分。

然而，如此細膩的感官，如此深刻的知覺，很容易和憂鬱扯上關聯。因為大千世界裡，不會只有美好，也會有醜惡；不會只有生氣蓬勃，也會有生靈塗炭。光明與黑暗，善良與邪惡，他們都會感受到，接收到，並且吸收進去，成為他心裡的一部分。這些都是對於他們身心靈的刺激，可能造成隨之而來的情緒起伏及壓力。

「情緒感染」不容忽視

情緒感染（Emotional Contagion）的影響，處處皆是，不容小覷。

一般而言，人們都會被團體中其他人的強烈感受所感染。試想，當偌大的辦公室裡，有一個人突然勃然大怒，惡狠狠地將椅子高舉，重重摔到地面上，想必他附近的同事都會被這個舉動驚嚇到，並且餘悸猶存一段時間吧！因為他們都感染到了他的怒氣。而對於高敏感族及共感人，這些震撼、刺激及壓力，將會影響及延續更長的時間。

不僅如此，成長過程中，若是雙親一言不合就吵架爭執，待在同一個情境裡的孩子也會感受到強烈的不愉快，因而緊張、焦慮甚至是恐懼。

所以，中斷情緒感染所引發的連鎖效應，對於一般人、高敏感族及共感人而言，都是需要自我覺察、持續學習及時時自我提醒的功課。

如何中斷情緒感染？

方法是，**與正向的人共處，避免被負向能量拖累及耗損**。

我們必須能夠自我覺察，並且學習分辨身邊有哪些人事物，會對你的情緒感受帶來重大的刺激，讓你相當不舒服甚至焦慮及恐懼。對於這些干擾，必須進而遠離或者保持距離。無須為了禮貌及客氣，過分地勉強自己，不合理地要求自己。

・高品質的獨處

獨處不是一個人待在房間裡，卻開始反芻他人惡毒的批評、無情的攻擊，這是許多深受憂鬱所苦的人，時常會有的情形。他們即使回到家，離開了讓自己不舒服的人及環境，仍沉浸在當時的情境裡。但這麼做，就如同刺激反覆出現，一再傷害他，一再打擊他。甚至，他們不僅是反芻，還會自行推測及聯想最壞的發展、最糟糕的結果，如同提前上演一般。簡言之，就是胡思亂想。

他們會覺得自己很沒用，那些讓自己痛苦的問題，就是孤臣無力可回天，注定會失敗；而自己的失敗肯定會讓人看不起，成為別人茶水間的話題、朋友間的笑柄……這一切明明沒有發生，對他們而言，卻如同已經發生，或是必然發生。

高品質的獨處，是隔絕聲光、郵件、簡訊、社群軟體、電話、他人的交談聲及環境的吵雜聲，徹底靜下心來，跟自己的內心連結。

去看見自己的內心，有多少恐懼是想像出來的；問題的困難度，有多少是自己假設出來的；有多少資源還沒使用，有多少朋友值得信任、可以求助但卻不曾開口過。其實，你有無限的潛能尚未開發，那些潛能足以幫助你克服問題，度過難關。

・分段睡眠，優質休息

愈是疲累的狀態，就愈容易吸收到刺激、壓力及外在的負能量，形成惡性循環。所以白天休憩片刻，是重要的，也是必要的。無須受限於夜晚才能睡眠的教條，身體就是你最好的老師，不光只是傾聽心裡的聲音，同時也要了解身體感受正在告訴你的訊息：適時休息。

擴展性的信念

離開過去經驗的囚牢

活在過去、停留在過去的人，與微笑憂鬱的距離到底是近，還是遠？過去的經驗讓我們能重溫往昔的美好，但也是困住我們的囚牢。因為過去是死的，是停滯的。

除非我們經由學習及成長，能對過去的負向經驗賦予新的詮釋，注入新的活水，否則對某些人來說，讓自己受苦的不僅是過去的負向經驗，連正向經驗也是。因為曾經的快樂、風光及豐功偉業已然過去，而且是難以重新打造，如同徹底消逝。

讓過去過去，未來才會來

前陣子流行的一段話，是這麼說的：「很多人到了八十歲，才入土下葬，其實他在三十歲的時候早就死了。」因為多數人都是日復一日，過著如同行屍走肉般的生活。

當我們被過往的經驗囚禁，把多數時間的專注力及心力，都用在回憶及後悔過去，就會覺得現在的生活貧乏，生無可戀。對未來的想像，也不會更好，只會更糟。

我們習慣由現況推想未來，想著自己會老化，親人會死掉，朋友會離開，工作有可能朝不保夕……我們擔心最好的情況，頂多是維持現狀，但恐怕也不能維持太久。如同前陣子ＡＩ時代來臨的消息，鋪天蓋地席捲而來，所有人都在關注，不少人則開始高度焦慮，甚至憂鬱。開始想著，自己的工作有一天會被機器人取代，到時候該怎麼辦呢？「人人都說『老狗學不了新把戲』，我都到這把年紀了，還學得會嗎？能夠順利轉職嗎？」愈想愈灰心，愈想愈無力，還益發憂鬱。

擴展性的信念

如果我們對於自己、對於未來沒有擴展性的信念，那麼就很像坐牢。擴展什麼呢？

‧擴展自己的能力

相信自己還有更多的潛能還沒發揮，一旦這些潛能發揮，將足以因應未來的挑戰，以及所有變化。

‧擴展我們對於未來的想像

人生不會只有威脅，也會出現好事；即使有危機，那也是轉機。如果我們沒有這樣的思維做為支撐自己的基礎，就很容易在資訊轟炸的現代，感覺自己被層層包圍且困住；看不到有希望的未來，如同受憂鬱症所苦的人一般。

我想起多年前還住在桃園時，某天結束工作，因為公車班次少，所以選擇了先搭計程車，再轉公車。那位計程車司機是一位五十多歲的大姊，她說她原本從事美容美髮行業，因為店租愈來愈貴，還有人事及物料成本，再加上家庭因素考量，她選擇了收起原本的小店，轉行來開計程車；因為才剛出來做兩年，有些路線及地點不是太熟，要我多包涵些。

從美容美髮行業，轉到交通運輸業，不僅是技能完全不同，連服務族群、產業文化及規則也截然不同。尤其，她還是「五十歲轉行」，我相當詫異，更是感到佩服無比，於是開始跟她聊了起來，順道請益。

她分享了許多心路歷程，從學習開車、考到駕照、上路，都是從零開始。最後她笑著說：「人要學到老，才能活到老。」

就是這一句話，讓我今生今世都記住了她。

學到老，才能活到老

多麼豁達的人生智慧啊！它不打高空，相當接地氣，告訴我們，想要好好活到老，就要活好每一天。而認真生活的每一天，你所熟悉的過去泰半不會重複上演，每天都有著挑戰及未知，是新鮮事，也是刺激的來源，你得日復一日懷抱著學生時期的心情和自覺。

這也讓我聯想到狄帕克．喬布拉（Deepak Chopra）醫師的著作，《人生成敗的靈性7法——讓一生圓融無遺憾的關鍵法則》。他提到了人類的執著來自於貧困的意識，而我們所執著的，都是象徵性的符號。

執著什麼呢？讓我立刻想到的，就是「成功」與「完美」。成功與完美都是一種象徵，是由個人及群體共同建構而成。差別就在於，有些人跳脫框架，質疑反問；有些人則全盤接受，內化甚深。

執著來自於內在的貧乏，對於自我能力的認知、角色定位、價值感及生命意義，相當狹隘及侷限。

當我們沒有擴展性的信念，內在的貧困意識將使我們更加聚焦於自己「狹隘」、「偏見」的理解，目前所沒有的、目前還不足的，甚至認為「現在做不到，以後也不可能」。

當一個人的內在愈是貧瘠匱乏，就會想要抓得更多，必須確定得更多，他才會擁有足夠的安全感及踏實感。因為對他而言，未來的一切都是威脅及風險。然而這樣的狀態，就容易升起焦慮及憂鬱，因為他讓自己與威脅共舞，與風險同眠。

自己就是解藥，相信就能看見

我們都聽過轉念，也嘗試著要轉念，只是效果都差強人意。問題到底在哪裡？

我們對於轉念的理解，多半是先有想法改變，接下來就能朝正向發展，因為有了付諸行動的可能。然而，問題就卡在認知思考非常頑固，你有你的僵化，我有我的固執，道理人人都知道，但是知道完全不等於做到。知道與做到不只是一線之隔，而是天差地遠。

所以才會有「傻人有傻福」、「聰明反被聰明誤」這兩句話的流傳。能夠交付信任，願意相信，不多問而去做的人，往往改善得多，進步得快。

創造苦難的終結，讓它進入完結篇

許多書籍都在探討原生家庭的創傷，確實，我們都受到過去成長經驗的牽絆、影響，甚至是束縛。然而，在此我想要分享一個觀念，那就是：

我們都受到過去的影響，但我們不是受到過去所決定。

當下，就是改變的起點，轉化的可能。你當下的每一個意念，就可以左右、影響及改變未來。你決定左轉，會遇到這群人；你決定右轉，就會碰到另外一群人。而若是你決定原地不動，就會重複經歷相同的事件。

當你擁有擴展性的信念，只要你願意往前跨出一步，前方就有未知的可能。過去的經驗不會反覆發生，因為促成過去經驗發生的環境條件已經改變。你選擇了要做什麼事，不做什麼事，所有當下的決定，都會連動改變後面的發展。

我們都能終結苦難，讓它進入完結篇。

因為我們會用擴展性的信念，去寫未來的劇本。

別讓他人的忠告，反成為「善意」的束縛

▼▼樂於分享而成為網紅、YouTuber，卻變得「壓力山大」

只要你不是住在無人島，而是處在社會中，置身團體情境裡，不免就會經驗並且感受到，身邊的人對於你抱持著或高或低、或多或少的期待，抑或是給你忠告及提醒。而這些很可能造成你的壓力，進而引發了憂鬱。

如果這些期待、忠告及提醒帶有尖刺、來者不善，或許我們還比較能夠站穩立場，進而不接受、不採納。當然對於有些人而言，可能這個部分就已經難以抵抗，只能照單全收，全部吞下。

然而真正困難的是，當這些期待、忠告及提醒確實出於善意，也是關心時，就會讓我們陷入強烈的矛盾及掙扎，不僅是跟身邊的人，還會自己和自己打架。因為有些外在的期待、忠告及提醒，是「現在」的自己力有未逮、做不到，而不是我們自己真的不想要。

真心想要卻又做不到，就是一種深深的挫敗

雖然這些出自善意的期待、忠告及提醒，對你而言沒有危害，甚至還是對你有益處的，但卻無法讓你覺得快樂。因為你無法順著你「此時此刻」的內心而為。你必須提早追趕，不能夠依循著自己的節奏，而當內外不一致，壓力就會跟著到來。

其次，我們也會想著，如果不接受他人的忠告及關心，是不是也代表了我們不識好歹，是個沒有良心及不懂得感恩的人呢？於是內心深處真正的感受及想法，就更難表達出來。

其實，這反映出一個深層的心理意涵，那就是我們還沒有，也不敢成為自己生命裡的權威及主宰。意思是說，如果你沒辦法成為自己生命裡的主宰，就會很容易受到外界影響及左右，進而動搖。

這就很像，你原本只是樂於分享資訊，讓朋友們能夠更快速地了解大台北地區的美食情報，所以開始寫了部落格，開始有了YouTube頻道。沒想到一個不小心做得太好，朋友們都來提醒你：發文格式這樣寫會更好，照片要那樣拍才對；每週更新一次太慢，兩天一次才算好……

林林總總的好心建議，讓你益發焦慮，開始吃不下、睡不著，覺得自己不夠好。原本只是做興趣，現在卻被要求做到職業級。雖然你也希望自己能更好，但這樣的速度，你真的跟不上，目前也確實做不到。你知道他們不是酸民，不是為了挖苦你，那些也確實都是中肯的忠告、善意的提醒，然而這些善意卻讓你的壓力，快要飆破臨界值。

從他人的善意掙脫，為自己負起全責

想要擺脫前述困難，我們必須學習為自己生命的一切負起全責，才能跨越所有出於善意的束縛。

希望我們成功；希望我們有好的事業、好的歸宿；希望我們會是好爸爸、好先生、好兒子、好女婿，或是好媽媽、好太太、好女兒、好媳婦……從某個角度而言，這些出於善意的期待並沒錯。

我們也會希望自己變好，希望自己能夠進步，而不是變壞，甚至變糟。就像我們不會喜歡，甚至去感謝那些希望我們過得很慘的人。然而也因此，我們更不容易看透善意帶來的壓力，更難掙脫出於善意的束縛及困境。

所以，若要掙脫善意的束縛，我們必須成為自己生命的主宰者。這就代表了，我們必須負起全責。

為什麼為生命經驗「負起全責」這麼重要呢？

因為這代表了你將拿回人生的主導權，你有能力，你也有力量去改變讓你受困、憂鬱的任何經驗：**把自己放在一個有力量、有能力改變的位置，不受制於環境，還有他人**。

如果我們今天不想負責，不願意負責或認定我不需要負責，最常出現的想法就是：「這怎麼會是我的錯呢？」

都是他的錯；製造壓力的是他，怎麼會是我？是他給出期待，所以該負責的是他，當然不是我……

我們會覺得所有遭遇到的困難，都是外在世界，也就是其他人所造成。可是我們永遠要認清一件事情：**改變自己，永遠比改變別人更簡單。這也是最腳踏實地的一條路。**

回到前述的例子，你就是不想要影片更新得這麼快，你就是喜歡簡約的發文格式，不喜歡太過繁複及華麗。你的拍照角度有你自己的偏好及風格，那麼你該看見、承認並尊重自己的感受，同時順心而為，成為自己生命的主宰。

愈不了解自己，就愈沒有確定感

沒有定見的人，所有意見都會想要參考他人，對於所有要求也都會拒絕不了。沒有定見不一定是耳根子軟，可能是對自己不了解。無論是自己的能力、資源及狀態，還是對於未來所有可能的發展，都不曾深思熟慮，想個明白。

什麼時候特別會去請教別人的建議，希望別人來幫自己決定呢？就是自己沒有方向感的時候。其實各方建議都能納入參考，只是生命裡的決定，終歸都要自己做，因為人生都是自己過。

聽從別人的好意，遵循他人的安排，等於是讓旁人來打自己手中的牌。

交付給他人決定，好則好已，但若是結果不好，基於心理防衛機制，我們多半不會檢討自己、自我反省，而是會去責怪旁人插手自己的生命，介入自己的棋局。然而，這不僅破壞了關係，也會再一次減少我們從中學習、反省及磨練勇氣的機會，失去解決問題的能力。

拒絕善意，比拒絕惡意更需要勇氣

我們常會在乎別人的感受，擔心別人被拒絕會不好受，所以就更難拒絕別人的善意。然而，即使是善意，你也不一定要接受。因為善意到來的這一刻，不一定是對的時機，你可能還沒準備好，你有你的規劃，也有適合你的節奏。

適度拒絕善意，是我們對自己人生負責任的方式，也是我們必須磨練的勇氣。

勇氣不只是用來跟外界對抗，更是用來成為真實的自己，如此才有能力鬆綁自己，解開善意的束縛，不再微笑憂鬱。

為人生負起全責，從善意的負擔及包袱中解脫，我們都可以是自己生命的主宰者。

不再知覺扭曲，需要鍛鍊彈性

▼▼明明得到很多讚和正向回饋，卻只看到惡毒的留言

記得十多年前，當時的我正在就讀研究所，讀到了一篇針對厭食症患者的研究。心理學家讓患者看著鏡子中的自己，然後讓他們評估自己現在實際的身材和體態。讓人意外，也毫無意外地，厭食症患者「眼中」的自己，比起實際上的樣子更豐腴，也就是更胖。因此，他們總是對自己不滿意、更厭惡，會更加嚴苛地節食，無視自身的節食行為，已讓健康狀況大大地響起了警鈴。

這讓我想起了「知覺扭曲」的概念，這也是許多人憂鬱及痛苦的根源。

什麼是知覺扭曲？

每個人都是活在自己主觀的世界，無可厚非。也因此我們自身的判斷、信念、態度及價值觀，會決定一件事對於我們的意義及影響。而同一件事，對不同的人，就會有截然不同的感受、發展及結果。

這就像一名妙齡女子，身高一百六十五公分，體重五十公斤，體脂肪也只有百分之二十。對許多人而言，這樣的身材已是讓人羨慕得緊，甚至還偏瘦了些。但若是她有知覺扭曲的傾向，就會永遠覺得鏡子中的自己彷彿多了十公斤。試穿衣服時，若不是穿最小尺碼，就是自己變胖了，覺得自己外型難看、身材變糟，自責無法管好自己的嘴、無法自律……這些自我批評的傾向，會讓她益發焦慮，並且陷入憂鬱。

許多人都有知覺扭曲的傾向，不僅是對於外型的追求，還可能發生在不同層面，差別只是程度不同而已。像是：有多少人追蹤我的ＩＧ？有多少人按我的貼文讚？有多少人觀看我的視頻？數字明明很多，卻總是覺得不夠；留言多半溫暖，卻只看到惡毒的那一個。

知覺扭曲，就是只用自己的角度理解事情、詮釋現實；無法參考其他人的意見、想法

及方式，也不能接受事情的成因；看不到一個人背後的動機，其實有更多的可能性，而這些可能性與自己的立場矛盾、對立。

這就好比，我們時常聽到老番顛、固執、講袂翻捙（台語）等形容，用來描述一些人，再怎麼好言勸說，就是聽不進別人的話，繼續堅持己見，相當冥頑不靈。我們泰半會覺得是這樣的人修養差、脾氣硬，但其實還有另外一種可能性：因為他們自身的知覺扭曲，導致他所理解、看見及知覺到的事實，跟我們的大相逕庭。

當然，反之，會不會是我們自己的知覺扭曲，才讓我們極度想要說服別人相信自己，認為「你應當依照我的判斷、信念及價值觀行事」？

都有可能，因為這就是「可能性」。

知覺扭曲下的衝突憂鬱

知覺扭曲不僅會帶來人際關係的爭執，彼此相處的衝突，也會帶來自己的痛苦。

人有一種有趣的傾向，我們喜歡一致性，它讓我們感受到舒服，所以我們會喜歡待在同質性高的團體，支持相同的人，擁護一樣的信念及價值。最明顯的例子，就是政黨及組織。若是意見不合，立場不同，就會讓人出現不一致的不舒服感受，讓人想要爭論、反駁及捍衛，進而達成一致。

而在各自知覺扭曲的狀態下，就會產生不必要的衝突及爭端。

那麼，知覺扭曲為何會帶給自己痛苦呢？因為客觀現實明明就已經很好，然而自己卻總是覺得不好、不夠。比如，你的期末考都已經考到九十分了，多數同學都難以望其項背，他們只差沒有偷偷拜託你下次借他抄答案，但你還是覺得自己很糟糕，竟然會錯五題，這不能算粗心，是自己愚蠢和白痴。輕則情緒低落，重則陷入憂鬱。

不再誤解，深入憂鬱

知覺扭曲帶來的，是錯誤地理解事情、詮釋現實及認識自己。我時常深有所感，「認識自己」是一條終其一生都要全神貫注、全力投入的道路，因為你的內心就是一個宇宙，你的思考、情緒感受、人際關係及生命經驗就是浩瀚的銀河。

有些人是不曾認識自己、不夠認識自己，但還有一種是，錯誤地認識自己。他們對於自己的認識停格在算命師告訴他的內容，停留在他過往閱讀的其中一頁，不再更新，接著相信了一輩子。他沒有與時並進，也沒有打破砂鍋問到底，活得好也就算了，但如果活得不好呢？活得不好的人，不是焦慮，就是憂鬱，但通常焦慮和憂鬱如同七爺與八爺、勞萊與哈台[4]，兩個都是一起來。

《一流的人如何保持顛峰》中有段話讓我非常激賞，那就是：「鏈條的堅固程度取決於最弱的環節。」對於微笑憂鬱的人，正是如此。

一個人的身心健康就如同鏈條的堅固程度，那麼鏈條最弱的環節會是什麼呢？是肉眼看不見的問題，也就是當事者的心理因素。

每當許多自殺新聞傳出時，都會讓所有人，尤其是他身邊的親友都感到震驚且不敢置信：「他不是好好的嗎？前幾天還有說有笑。」「上禮拜我才剛跟他吃過飯，還約好下次要一起出國玩！」「她怎麼可能會自殺？」「他怎麼可能會想不開？」……

4　一九二〇年代，當紅的喜劇雙人組合。

因為我們都沒看出來，她臉上的微笑只是面具；他內心的憂鬱如同深海。對於人心的了解，哪有表象這麼簡單。

耐心打造彈性

處理知覺扭曲，首先需要打造彈性。我們必須先有一個認知，硬碰硬不會有好結局，只是浪費時間而已。

想要幫助微笑憂鬱的人，進一步看見自己的知覺扭曲，接受更多的可能性，不能只是理性勸說。

硬碰硬就是停留在理性勸說的層次，多半是我希望你聽話，我想要說服你；這個時候往往只會激發當事者的心理防衛機制，不是他刻意與你對立，不是他不願意相信你，而是他的知覺扭曲積年累月，這是屬於他的「主觀」現實，難以立即改變及鬆綁。

換個角度想，我們自己也沒這麼容易被說服，不是嗎？

助人需要耐性，知覺扭曲的轉變也是。

行到水窮處，坐看雲起時。坐看就是「等待」的藝術，生命的智慧都會在裡面完成。

正視不被接受的情緒

▼▼跨越評價焦慮，看見否認機制

「怎麼可能不在意?!」

我們每個人都活在評價焦慮裡，差別只在於程度高低，涵蓋項目多寡而已。與微笑憂鬱有關的其中一項危險因子，就是來自於社會文化的價值觀（Judgment）。表面上，價值觀出自於個人，因為每個人的價值觀都不盡相同。然而，價值觀其實深深受到社會文化的影響，並受到環境中所有人、事、物的潛移默化：你遇過哪些人，讀過哪些書，成長在什麼樣的家庭，置身在什麼樣的社會，甚至活在什麼時代，都是形塑我們價值觀的背景因素。只是我們活得渾然不覺，因為所有人都是如此，還有我們往往選擇去「習慣」及「適應」。

價值觀引發評價焦慮

為什麼價值觀的影響這麼重要呢？因為它會進一步勾起我們內心深處的「評價焦慮」。也就是我們會時時檢視，甚至擔心自己的行為表現，有沒有符合這個社會的期待。例如：

「別人都是怎麼看待我的？他們都是怎麼評價我的？」
「我在他們的心中到底有多少分？我夠不夠好？」
「如果我沒有做到某件事，是不是不合群，甚至是太怪異？」

因此，才會有大齡女子、魯蛇等名詞，或是男兒有淚不輕彈、名校光環等價值觀及標準。隨之而來的，是重重束縛及層層壓力。

如果我們的社會不強調「男大當婚，女大當嫁」、「傳宗接代」、「不孝有三，無後為大」，可能就不會有大齡女子、外籍新娘、代理孕母及試管嬰兒的出現。因為結婚與否、跟誰結婚、幾歲結婚、生不生子還有生男生女，都沒有所謂的「標準」。

來自社會文化及環境的價值觀如同度量衡，每個人都會被待價而沽，進而被貼上滯銷、有問題的標籤，還有被評分。這些標籤及分數，有著貶抑的意涵，表示你不符標準、拿低分，也等於是一種恥辱。所以分數不高、嫁不出去、娶不到老婆、生不出來，就會被人揶揄或羞辱。

為了不要特立獨行，不要被當成異類，我們傾向讓自己入境隨俗，符合社會期待及標準。所以，若是我們身處在不鼓勵表達情感的社會，我們就會壓抑及否認。因為表達情感、顯露情緒，等於在吸引關注，是在討拍，而這些都是弱者的表現，是缺點、懦弱、沒用，也就是無能。

在這樣的社會裡，怎麼能夠哭出來呢？不能。怎麼敢把心事說出來呢？不敢。要跨越世俗評價，勇敢追求自己真正想要的，不去在意別人的看法，確實很難，不然《被討厭的勇氣》不會引發關注，甚至大賣。

心中有苦，卻不能，也不敢說

此外，如果身邊的人告訴你，困擾你的問題根本只是A piece of cake，這一點小事輕輕鬆鬆就能克服及處理，問題沒解決就代表你還不夠努力，你就會更不敢說出，其實你束手無策，也更不敢尋求協助。

當你心中有許多苦，試圖尋求協助前，卻發現身邊充斥這樣的價值觀及氛圍，你就不願意，也不太敢去表達想法，流露這些可能被當成loser的情緒感受。這也是許多台灣男性的困境。他們有心事，多半都會說自己沒事，不然就是借酒澆愁，最後就是酒精成癮。酗酒何嘗不是憂鬱的另一種表現形式？

台灣男性多數都很壓抑，他們被期待要當一家之主，頂天立地的大丈夫，怎麼可以輸，怎麼可以哭，怎麼可以當家庭主夫？若是不幸遇到裁員，即使已經失業，也是每天西裝筆挺假裝出門，實則去公園或遇不到熟人的地方坐一整天；再不然就是窩在家中，沉迷線上遊戲，逃避面對。

對他們來說，真情流露、痛哭流涕等於丟臉；流淚、求助屬於失敗者的象徵，還有你不是男人的標籤。不只是標籤，更是一種恥辱及汙點，而這也是來自社會集體的歧視，連無關緊要的閒雜人等，都可以來指指點點。久而久之，他們只能壓抑，也只能否認：壓抑自己的情緒感受，否認現在的自己需要旁人關心及協助。

娘娘腔、愛哭鬼、你還是不是男人……這些看似戲謔的玩笑話，卻是多少男人都害怕的標籤。我們以為社會在進步，其實還是很龜速。

不只是社會的評價讓他們痛苦，其實他們也被自己評價著。因為他們內化了社會文化的價值觀，用著同樣的標準來要求自己、檢視自己，認為「我不能停下來」、「我不能平凡」、「我必須事業有成」、「身為男人就該是鐵錚錚的硬漢」。然後，壓力愈來愈重，枷鎖愈來愈牢。

跨越評價焦慮，要先看見自己內心的否認機制

全球主流的男性形象都傾向於獨立、勇敢、堅強、陽剛，所以，流淚、柔軟、脆弱、求助都不符合文化的期待、形象的訴求。男兒有淚不輕彈，要有男子氣概，要有

Man Power……這些期待，就成了男性一生的桎梏，讓男性無法表露內心，把真實想法及感受關閉得更緊。也因為這樣，男性往往比女性更不願意去尋求心理健康的相關協助，即便他們的內心是多麼無助。

我們都聽過「見笑轉生氣」，這就是否認的機制。因為否認是沒有彈性、沒有空間也非常強硬。被說中的人，就如同驚弓之鳥，或者會被激怒，想要立刻駁斥。因為這些正是他們不想被看見的軟肋，不想被碰觸的情緒。

揭露心事，從自己開始

能夠讓你放鬆、自在及交付信任的人，不一定是家人，很有可能是朋友，因為他們是能夠接納你、包容你，也是對你最少要求與期待的人。

所有祕密都渴望出口，所有情感都需要流動。可是我們都很怕被人打槍，很擔心會碰壁，很害怕不被當成一回事。於是心門愈關愈緊，愈久愈憂鬱。微笑憂鬱的人，戴著「我沒事」的假面具，**不是因為他們內心真的沒事，而是他們不確定，甚至不再相**

信，有人能傾聽，有人能同理及支持，並且能不給予評價，能不懷抱期許。

如果你的身邊有微笑憂鬱的朋友，要如何幫助他們，讓他們能夠自我揭露那些困擾已久的心事呢？

那就是：**從你開始，主動自我揭露**。

為什麼真人實事的生命故事能激勵人心，能融解寒冰，讓阻擋你我之間的高牆倒下呢？因為真誠至上，真實的力量最強大。自我揭露也是一樣，你的生命故事，你的情感流露能幫助微笑憂鬱的朋友，卸除防衛機制，進而打開他們的心房。

當你擁有擴展性的信念，只要你願意往前跨出一步，前方就有未知的可能。過去的經驗不會反覆發生，因為促成過去經驗發生的環境條件已經改變。你選擇了要做什麼事，不做什麼事，所有當下的決定，都會連動改變後面的發展。

我們都能終結苦難，讓它進入完結篇。

因為我們會用擴展性的信念，去寫未來的劇本。

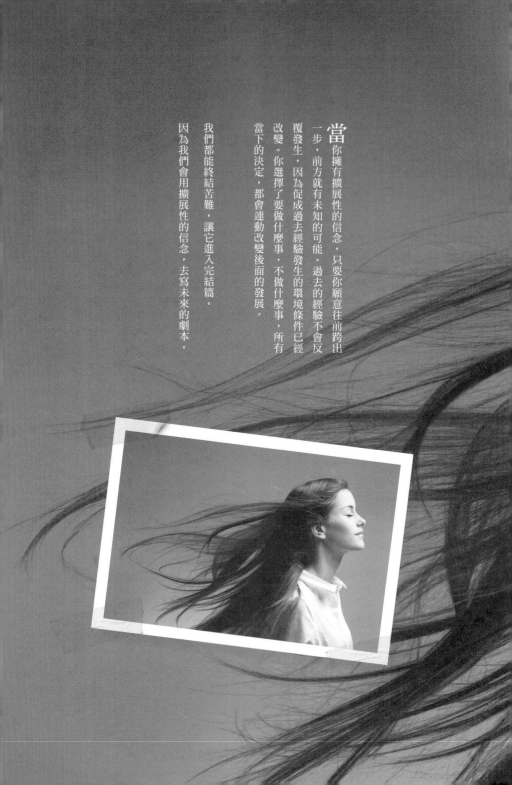

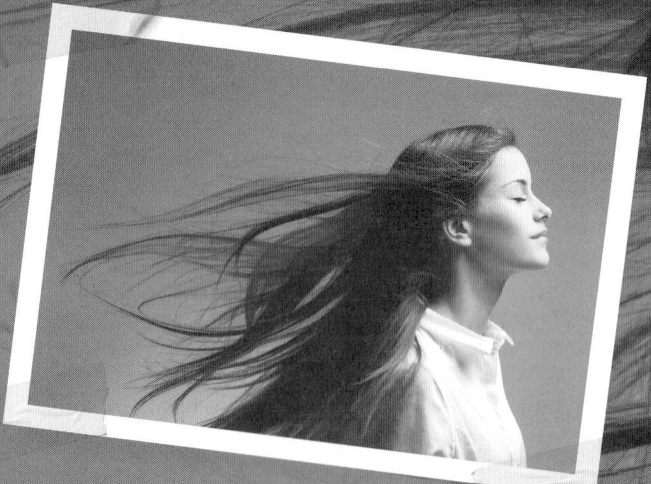

如何讓自己快樂？

▼▼快樂不是天注定，而是可以學習、鍛鍊及強化的能力

耶魯大學自創校三百多年來，最火紅的一堂課，是由勞麗・桑托斯（Laurie Santos）所教授，近四分之一的大學生搶著選修。她告訴我們，到底要如何才能夠快樂，答案並不複雜，甚至可以說相當簡單。

其中幾項，你可能都聽過，只是沒有嘗試過，或者「深思」及「剖析」過。她也一再提醒，我們相信了一輩子的「成功就會帶來快樂、金錢、名利及地位，而這些就是幸福人生的保證」，這樣的人生規則，又再次被推翻了。

她提出了十個建議，羅列如下：

・快樂操之在己，你有能力讓自己快樂

We can control more of our happiness than we think.

我們時常把快樂寄託於外在事物，同時也小看了自己能夠打造快樂的能力，還有感受到幸福、喜悅的程度。光是觀念的改變，還有更多的自我覺察，你就會發現，原來你能從微小的事物中感受到喜悅。

怎麼說呢？

閉上眼睛，回想一下今天所發生的一切。

讓你發自內心感到喜悅的，也許是今天早上經過公園時，見到一隻可愛的柴犬；或者趕上班的途中，正巧穿過綠意盎然的一個公園。又或者，中午排隊購買午餐時，排在你前面的男士看你神色焦急，讓你先點餐；或者端著餐盤繞了員工餐廳好幾圈，就是找不到位子，正巧有人主動讓出位子給你。

改變思考方向及關注焦點，就能改變心情，你當然可以是快樂的主人。

．外在環境及生活事件，沒有這麼了不起

Our life circumstance don't matter as much as we think.

「人若衰，種匏仔也會生菜瓜。」這句台灣諺語，想必我們都耳熟能詳。它的意思是，千錯萬錯都是環境的錯，妻子都是別人捅的，一切都是命運捉弄。

外在環境及任何日常瑣碎或重大事件，當然會影響我們的情緒，但是我們的人生並不會因此拍板定案，不是一切都由外在環境所決定。

．持續練習，就能變得更快樂

You can become happier but it takes work & daily effort.

快樂是可以學習、鍛鍊及強化的能力。意思是，快樂不是基因天注定，我們無能為力。只是你必須願意學習，持續練習，並且透過不同的方式開發及強化。

就像寫作、跑步還有學習樂器。沒有人天生就是作家，沒有人不用透過按表操課的鍛鍊，就能跑完全程馬拉松，也沒有人不經學習就會拉大提琴。關於這點，可參考本書針對生理層面的「神經可塑性」文章。

・心智會騙人

Your mind is lying to you a lot of the time.

在這個崇尚科學、推崇理性的世代，更常見的是「聰明反被聰明誤」。因為我們對於自己腦袋中的想法，總是深信不疑，過度相信眼見為憑。但別忘了，騙局是可以設計的，我們現在所信奉的真理，也許十年或三十年後，就被推翻了。

就像我們都相信，成功會帶來快樂，富有的人也一定很幸福。確實，財務自由會讓人快樂，但無限上綱地追逐金錢，卻是一個無底洞。如果只要有錢就能夠快樂，那麼住在豪宅裡，吞著百憂解及安眠藥的人，又是為何？

・人與人的連結讓你快樂

Make time for making social connections.

無數研究都已證實，人真正需要的是「連結」。不然為何有這麼多的人，頻頻在臉書發動態，無論大事或小事都要宣告及分享？不只是熟悉的家人、同學、親戚及朋友，連素未謀面的網友，都可以是鼓勵、安慰及支持自己的源頭。

因為我們都渴望被看見，需要被回應，想要跟人聯繫，期待被肯定……種種的心理需求，就成了社群媒體上的互動現象，呈現出各式各樣的樣貌。然而，我們都需要回到真實的人際關係中。離開手機及電腦螢幕，看看身邊的人，想想心中那些重要的人，你有多久沒有好好地與他們彼此傾聽、注視、討論及分享了呢？

・「利他」讓你更快樂
Helping others makes us happier than we expect.

「施比受更有福」、「助人為快樂之本」，我們都聽過。首先，當你幫助了別人，別人發自內心流露出來的笑臉、言語上的感謝，都會讓你感受到自己存在的價值，看見自己幫助他人化解困境的能力。

其次，當你把注意力焦點放在他人身上，絞盡腦汁地想要幫助對方找出解決方法時，你就減少了不斷反芻自己生活中所有衰小鳥事的時間及心力，也不會愈想愈憂鬱。簡言之，不是你不再執著，而是沒時間執著了。

・每天都要感恩

Make time for gratitude everyday.

許多知名人士都分享過感恩練習，也提及感恩練習的重要性。他們透過每天在臉書或ＩＧ發文記錄，當然你也可以寫在隨身攜帶的筆記裡。

感恩練習為什麼有助於提升情緒呢？其實道理很簡單，因為它能幫助你看見及聚焦你所擁有的東西，而不是那些你渴望擁有，但是目前沒有的東西。

我們都因為擁有而心滿意足，因為失去或匱乏而滿腔痛苦。所以，每一天都心懷感恩，這麼做能讓你看見身邊早已具足的一切。

・健康習慣非常重要

Healthy practices matter more than we expect.

良好生活習慣的重要性無須多說，重點在於要「做」。

無論是飲食、運動還是睡眠，都是照顧情緒的關鍵因子，缺一不可。試想，沒有健康的身體，哪來快樂的情緒？

這裡我想要分享的是，睡眠型態取決於你，如果你沒有辦法睡到一般成年人的平均時數，你並不需要過度焦慮，甚至憂鬱，反而因此成了壓力。你只需要檢視自己每天醒來的精神及活力，能不能迎接日常工作之所需。

‧擁有自己的時間

Become wealthy in time not in money.

看起來稀鬆平常的觀念，其實指出了一連串犀利的問題。

最表層的問題是：「你有沒有屬於自己的時間？」

更深一層的問題是：「你對於自己生命的掌控度及支配性？」

再深一層的問題是：「你的自我價值感是高或低？」

意思是，你有沒有、能不能把自己放在首要的位置，把分秒流逝、無法倒退的時間，預先保留給自己？還是你都把時間先用來滿足其他人的命令、要求及需求？因為你認為自己比較不重要，所以給自己的時間，總是別人用剩的，只留一點點就好。

我們都聽過，時間就是金錢，但是對我而言，時間就是生命。我們都要珍惜時間，因為那是對於自己生命的重視。

・享受就在當下

Being in the present moment is the happiest way to be.

活在當下就能快樂。因為唯有當下，是你能把握及改變的。過去已過去，未來還沒來。許多焦慮憂鬱的人，都是追悔著過去，或是擔憂著未來，然而這些都是無法掌控，也無法努力的。

當下就是眼前，眼前就是快樂。眼前的所有一切，你看見了嗎？你聽到了嗎？你聞到了嗎？簡言之，你感受到了嗎？經過麵包店時，傳出一陣又一陣剛出爐麵包的誘人香氣；走到戶外，吹拂過來親吻臉頰的輕柔微風。把這些微小的感受，轉化成當下的享受，你會更快樂。

活在當下，就能播種希望

▼▼每個人都需要希望感

「我不知道活著要幹麼。」

他幽幽地吐出這句話，然後看著我，彷彿希望我能回答。但其實更貼近他、進一步仔細看，他兩眼無神、目光空洞。他只是把這句話說出口，並沒有等著我的解答，因為他把內心幾乎都關閉了起來。

面對做了幾乎一輩子的工作，突然感到索然無味、失去動力。沒有結婚也沒有小孩的他，長年都是一個人生活，因為老家在東部，只有逢年過節才會跟家人聚首。工作近三十年，卻迎來了徬徨的階段。

「那麼你平常的生活呢？沒有工作的時候呢？」我問他。

他說，工作占據了大多數的時間，每天回到家都晚了，也累了。年輕時會跟同事出去吃飯，後來大家各自有家庭要忙，有孩子要回家顧。他生性內向，也不會主動去開拓人際關係，認識新朋友，除非有朋友找，不然多數時候就是一個人。他沒有什麼興趣，也沒有休閒嗜好，更遑論工作以外的專長。不用工作的時間，就是看看電視、去公園走走，再不然就是去大賣場。日子不知不覺，也就這樣過去了。

聽起來不是太特別，甚至可以說是相當尋常。不知不覺進入了中年，甚至一個眨眼，就進入了老年。

年老就等於衰敗嗎？

我們都聽過一個段子：「中國人怕鬼，西洋人怕鬼，全世界的人都怕鬼。」但是明明沒有多少人真正見過鬼。不過，有件事，也許你還沒經驗到，但遲早會經歷到，那就是「老」。

問題從來都不是老，因為小孩會成為少年，少年會成為青年，青年會進入中年，中年會進入老年。說穿了，這是身為人類必然經歷的過程，也都是成長階段的一部分。所以，老從來沒有不好。

問題在於，許多人相信，年老就是衰敗的開始。那是個負向的自我暗示。事實上，如果你願意環顧四周，或去書店裡頭走一走，瞧一瞧，你會發現許多中年活得精采，老年活得痛快的人生典範。

幾年前我讀過一本書，由田臨斌、施昇輝、王健宇共同撰寫的《三大叔樂活退休術——如何及早打造黃金人生下半場》。這本書分成三個部分，樂活、理財、健康的必要及重要性。而我最關心的，就是如何「過生活」。

作者田臨斌提到，剛退休的時候，他有好長一段時間，每天醒來都不知道要做什麼。那段時間反而是難受的，完全不像多數人所想像的，退休等於進入天堂，不用工作就能過得快活。

當你不知道人生到底要幹什麼，不知道每天醒來有什麼好期待，有哪些事可以做，基本上你會比較接近空虛、無聊、焦躁，甚至是憂鬱的那一端。為什麼呢？因為憂鬱的一項特徵，就是對未來失去希望感。

年輕時，可以追求外在的事物，追逐成績、名次、地位及掌聲，甚至是無懈可擊的外貌：男人要帥氣，女人要美麗。然而，這樣的人生模式遲早會遇到一個重大的缺口，那就是夜深人靜時，驀然回首，突然自問起：

「這一切努力，究竟為何？」

「我到底想要什麼？」

「眼前的一切，真的都是我想要的嗎？」

人不是一台機器，有同一個模組，就能運轉一輩子。無聊、無趣的人生還不打緊，重點是慢慢地你會發現，怎麼自己白白活了一輩子，然後開始感到不甘心。而這，也是中年危機的一部分原因。

允許自己有「過渡」的階段

面臨人生重大關卡，經歷生命轉銜階段，往往會讓人失去希望及信心，因而陷入憂鬱。所有人都是。而我們往往有個很大的迷思，以及自己所建構的重重壓力，那就是不允許自己擁有「過渡」的階段。

我們都只看到別人生命裡的「片段」，容易忽略每一次風光的中間，其實是很多的痛苦、難過、挫敗、焦躁、想要放棄的低潮。而這個低潮，就是所有人都會經歷，且有能力撐過去的過渡階段。

也因為我們只看到表面的片段，就更容易解讀成，要解決這些困難，對別人而言都是輕而易舉，「對我來說卻是百般費力。」於是更加認為自己沒用，愈想愈無力，愈來愈憂鬱。

其實，所有的成功人士，一定都走過他生命當中的低潮時期，那段時間他在谷底盤旋，在人群背後流淚。如果沒有過這段盤整資源、砍掉重練的時間，他怎能在往後絕地重生？

當我們愈急著解決問題，不允許自己擁有過渡的階段，往往也會製造出更多問題。因為我們給了自己更多的壓力及限制，認為自己必須趕在時間內完成，必須立刻找到生活的重心、生命的意義。這些時間限制都是龐大的壓力，而壓力源不是來自別人，正是我們自己。

活在當下，就是替未來播種希望

活著要幹麼？活著要幹的事、可以幹的事、值得幹的事可多了。不打高空，正在當下的你，還有多少陌生、奇特、新鮮、有趣的事沒有嘗試、體驗過？

為什麼知易行難？因為許多人都把夢想及理想定位得太過遼闊，彷彿必須是一番大事業，即便旅行，也必須山高水闊，至少得是歐洲自助旅行一百天，台灣境內實在上不了檯面。我只能說，真是想太多！

其實，只要起身走出門，轉個彎去街角新開的咖啡店坐一坐，品嘗不同莊園的咖啡豆，探索不同沖煮方式的風味，就會發現原來自己了解的還不夠多，晚點就回家上網報名社區大學的咖啡學習及體驗課。而坐在不同桌的陌生人，也可能是你未來的新朋友，甚至是能夠交心的好朋友。

允許自己擁有過渡的階段，你可以在裡面傷心流淚，也可以瘋狂一下，只要不傷害自己，也不勉強自己。

給自己的生命更多彈性，就能一步步地走過低潮，還有生命中的所有關卡。你會發現，處處都是未來的希望。

國家圖書館預行編目資料

微笑憂鬱 ： 社群時代，日益加劇的慢性心理中毒 / 洪培芸著. -- 初版. -- 臺北市 ： 寶瓶文化, 2020.04
面 ； 公分. -- (Vision ; 193)
ISBN 978-986-406-187-7(平裝)
1.憂鬱症 2.心理治療

415.985　　109003858

Vision 193

微笑憂鬱——社群時代，日益加劇的慢性心理中毒

作者／洪培芸

發行人／張寶琴
社長兼總編輯／朱亞君
副總編輯／張純玲
資深編輯／丁慧瑋
編輯／林婕伃
美術主編／林慧雯
校對／林婕伃・陳佩伶・劉素芬・洪培芸
營銷部主任／林歆婕　業務專員／林裕翔　企劃專員／李祉萱
財務／莊玉萍
出版者／寶瓶文化事業股份有限公司
地址／台北市110信義區基隆路一段180號8樓
電話／(02)27494988　傳真／(02)27495072
郵政劃撥／19446403　寶瓶文化事業股份有限公司
印刷廠／世和印製企業有限公司
總經銷／大和書報圖書股份有限公司　電話／(02)89902588
地址／新北市新莊區五工五路2號　傳真／(02)22997900
E-mail／aquarius@udngroup.com

著作完成日期／二〇二〇年二月
初版一刷日期／二〇二〇年四月六日
初版三刷+日期／二〇二三年四月十日
ISBN／978-986-406-187-7
定價／三三〇元

寶瓶文化事業

愛書人卡

感謝您熱心的為我們填寫，
對您的意見，我們會認真的加以參考，
希望寶瓶文化推出的每一本書，都能得到您的肯定與永遠的支持。

系列：Vision 193　書名：微笑憂鬱——社群時代，日益加劇的慢性心理中毒

1. 姓名：＿＿＿＿＿＿　性別：□男　□女
2. 生日：＿＿年＿＿月＿＿日
3. 教育程度：□大學以上　□大學　□專科　□高中、高職　□高中職以下
4. 職業：＿＿＿＿＿＿
5. 聯絡地址：＿＿＿＿＿＿＿＿＿＿＿＿
   聯絡電話：＿＿＿＿＿＿　手機：＿＿＿＿＿＿
6. E-mail信箱：＿＿＿＿＿＿＿＿＿＿
   □同意　□不同意　免費獲得寶瓶文化叢書訊息
7. 購買日期：＿＿年＿＿月＿＿日
8. 您得知本書的管道：□報紙／雜誌　□電視／電台　□親友介紹　□逛書店　□網路　□傳單／海報　□廣告　□其他
9. 您在哪裡買到本書：□書店，店名＿＿＿＿　□劃撥　□現場活動　□贈書　□網路購書，網站名稱：＿＿＿＿　□其他＿＿＿＿
10. 對本書的建議：（請填代號　1. 滿意　2. 尚可　3. 再改進，請提供意見）
    內容：＿＿＿＿＿＿
    封面：＿＿＿＿＿＿
    編排：＿＿＿＿＿＿
    其他：＿＿＿＿＿＿
    綜合意見：＿＿＿＿＿＿＿＿＿＿＿＿
11. 希望我們未來出版哪一類的書籍：＿＿＿＿＿＿＿＿＿＿

讓文字與書寫的聲音大鳴大放

寶瓶文化事業股份有限公司

（請沿此虛線剪下）

廣　告　回　函
北區郵政管理局登記
證北台字15345號
免貼郵票

寶瓶文化事業股份有限公司　收

110台北市信義區基隆路一段180號8樓

8F,180 KEELUNG RD.,SEC.1,

TAIPEI.(110)TAIWAN R.O.C.

（請沿虛線對折後寄回，或傳真至02-27495072。謝謝）